新潮OH!文庫

35歳からの女のからだノート

堀口雅子

新潮社

目次

35歳からの女のからだノート

構成　玉田圭永子
挿図　上田三根子

はじめに

女性のライフサイクルは今大きく変わりつつあります。いちばん大きな変化は、長生きするようになったことです。平均寿命が延びたことで、たいていの三〇代の女性にとって、人生はまだ半分も生きていないことになります。まだまだ続きがある、と思って毎日を過ごしていることでしょう。

ところが生物としての女性の体は、三〇代の半ばころから、閉経という大きな節目に向かって変化しはじめます。それは三五歳を境にして女性ホルモンの分泌が徐々に減ってくることから始まります。変化がピークに達する一〇年ほどを「更年期」といいます。そして症状の程度が重く治療が必要なものは「更年期障害」と呼ばれています。

私は、これから更年期を迎える女性にも、いま更年期にある女性にも、更年期についてもっと多くの情報を得て欲しいと思っています。そのとき体のなかでいったい何が起こるのかを事前に正確に知っておくこと、そしてそのときに備えて、少しずつ体と心の

準備をしていくことが大切ではないでしょうか。そのために、まずこの本の１・２章では、更年期の女性の体と心についてお話しします。

またこの時期は、人生の半ばを迎えて、体がそれなりに疲れてくるときです。更年期障害だけではなく、年齢を経たことによってそれだけ病気も起こりやすくなっています。３章は、病気についての基本的な知識を持っていただくための章です。

さらに女性としての自分の体を上手にコントロールして、より健康で快適に生きるための工夫についても考えてみてほしいと、４・５章では、自分の体と上手につきあうために、婦人科医の立場からのアドバイスをお伝えします。

女性の体は女性だけのものではなく、ともに生きていく男性のものでもあるのです。なぜなら妊娠・避妊・出産、あるいは性感染症――それらは全て男性と女性の間で起こることだからです。女性の体について、男性にももっと知ってもらわなくてはなりません。

本書が、すべての女性と男性にとって、人生の後半を生きぬくためのささやかな手助けになれば幸いです。

1章　女性の体はこういうしくみで変化する

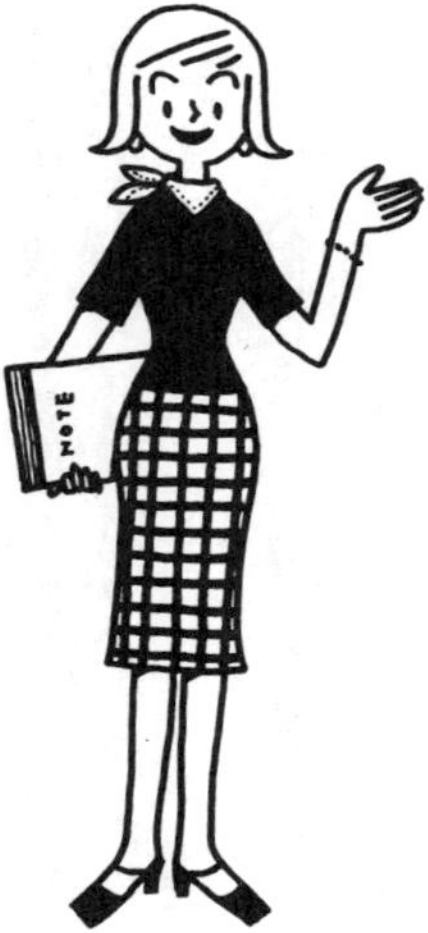

人間を含めたすべての動物は、子孫を残すためにリプロダクション（生殖）という役割を担っています。ですから、人間の体ではある時期になると生殖に関わるホルモンが盛んに分泌されるようになります。その影響を受け、女の子の体は大人の体に変化します。影響を及ぼす主役はエストロゲンとプロゲステロンという二つの女性ホルモンで、これらのホルモンは女性の体にひと月ごとの周期的なリズムをつくり出しています。女性ホルモンは生殖に関わるだけではなく、全身に作用します。思春期から成熟期、更年期、そして高年期へとつながるそれぞれのライフステージで、女性の体と心をときに安定させ、ときに揺り動かしているのです。

本章では女性ホルモンの働きが女性の一生を通じてどのように関わっているかをお話ししたいと思います。

二つの女性ホルモンが体を守る

私たちの体はいつも一定の状態に保たれています。気温が四〇度を超えるほど暑くても、逆に雪が降るくらい寒くても体温は三六度前後です。走ると心臓はドキドキしますが、走るのをやめるとまもなく元の心拍数に戻ります。このように体がつねに一定であろうとする力はホメオスターシス（恒常性）と呼ばれ、主に神経とホルモンの働きによってコントロールされています。ホルモンはごく微量でホメオスターシスを保つために働く物質であり、ホルモンにしかできない特別の方法で体にメッセージを送ります。たとえば、ストレスが生じたときには体を守ろうとある種のホルモンが分泌されることがわかっています。ホルモンは細胞や臓器などから分泌され、主として血液によって運ばれます。

女性の体に大きな影響を及ぼす女性ホルモンは、大部分が卵巣でつくられ、一部は副腎でもつくられます。卵巣から分泌されるのは、エストロゲンとプロゲステロンです。エストロゲンは卵胞という組織から分泌されるので卵胞ホルモン、プロゲステロンは黄

体という組織から分泌されるので黄体ホルモンとも呼ばれます。この二つのホルモンはバランスをとり合って、思春期の女の子の体を大人の体に成長させたり、妊娠・出産のための体をつくったりします。骨のカルシウムを維持して骨がスカスカになるのを防いだり、コレステロールが血管にたまるのを予防したりなど、生活習慣病の予防にも一役かっています。肌をいきいきさせる、髪をしっとり艶やかにするなど、きれいになるのにも女性ホルモンはなくてはならないものです。

女性ホルモンは幾重にも女性の体を守り、元気を与えているといえます。そのため、分泌量に少しでも変動が起こると体は敏感に反応します。

女性のライフスタイルは体の面から考えると、小児期、思春期、成熟期、更年期、高年期（高齢期）の五つのステージに大きく分けられます。子供のころは卵巣がまだ未熟ですから女性ホルモンはごく少量しか分泌されませんが、卵巣には多数の原始卵胞があります。原始卵胞は中に卵子が入った袋のようなものです。精子は日々新たにつくられるのに対して、卵子は赤ちゃんのときから女性の体の中に存在します。卵子の大きさは鉛筆の芯を紙に当てたときに描かれる点くらいのものです。

ホルモンの働きということで考えると、最初の大きな節目は月経が始まる思春期です。

女性ホルモンの流れ

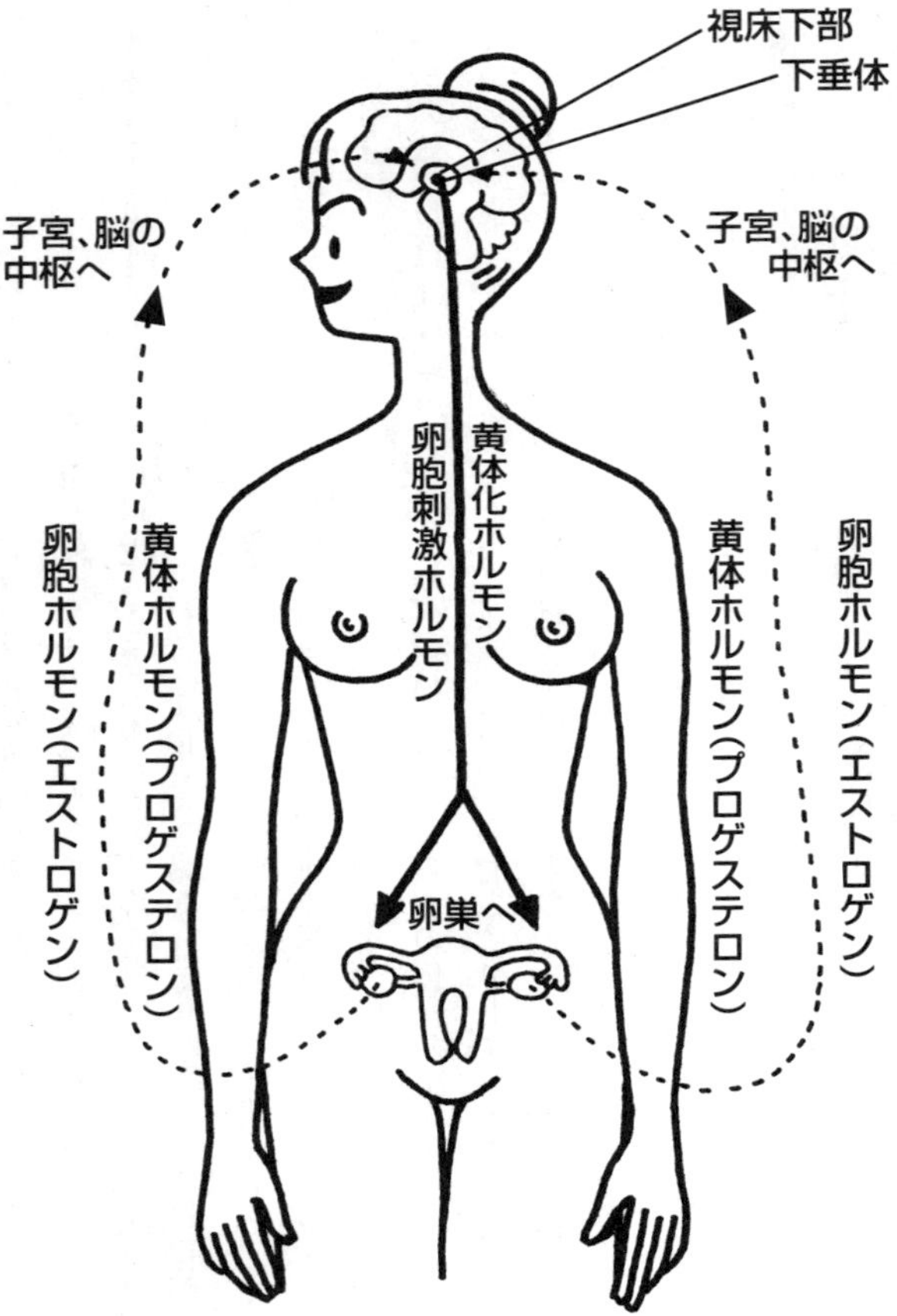
視床下部
下垂体
子宮、脳の
中枢へ
子宮、脳の
中枢へ
黄体化ホルモン
卵胞刺激ホルモン
卵胞ホルモン（エストロゲン）
黄体ホルモン（プロゲステロン）
黄体ホルモン（プロゲステロン）
卵胞ホルモン（エストロゲン）
卵巣へ

女の子は七、八歳になると体の中にセットされた体内時計が動き出し、女性ホルモンを分泌させるためのシステムが作動し始めます。女性ホルモンは卵巣から分泌されますが、分泌をコントロールしているのは脳の中心付近にある視床下部とそれに連なる下垂体です。最初に視床下部から下垂体に「卵巣を刺激するホルモンを出しなさい」と指令が出ます。指令を受けた下垂体は、性腺刺激ホルモンの一つである卵胞刺激ホルモンを分泌して卵巣を刺激し、やがて卵巣から女性ホルモンと少量の男性ホルモンが分泌されるようになります。

ホルモンの分泌量は九歳ごろから高まり、その結果、女の子の体は乳房が大きくなったり、皮下脂肪を蓄えてふっくらしたり、子宮や骨盤が発育したりして大人の女性の体に近づいていきます。そして、ある程度女性ホルモンの量が増えると、ホルモンは卵巣の中で原始卵胞といわれる状態で眠っている卵子を目覚めさせて発育させます。そして、排卵できるようになると卵子が押出されます。受精すれば妊娠につながり、妊娠しなければ月経が起こります。なお月経を「生理」と言う人もいるようですが、本来「生理」とは人体の生理現象一般を表す言葉ですから、女性の月経はきちんと「月経」と呼ぶべきでしょう。ですから本書ではすべて月経という言葉を用いています。

思春期と同様だれにもある大きな節目は閉経を迎える更年期です。女性ホルモンの分

月経周期とホルモンの変化

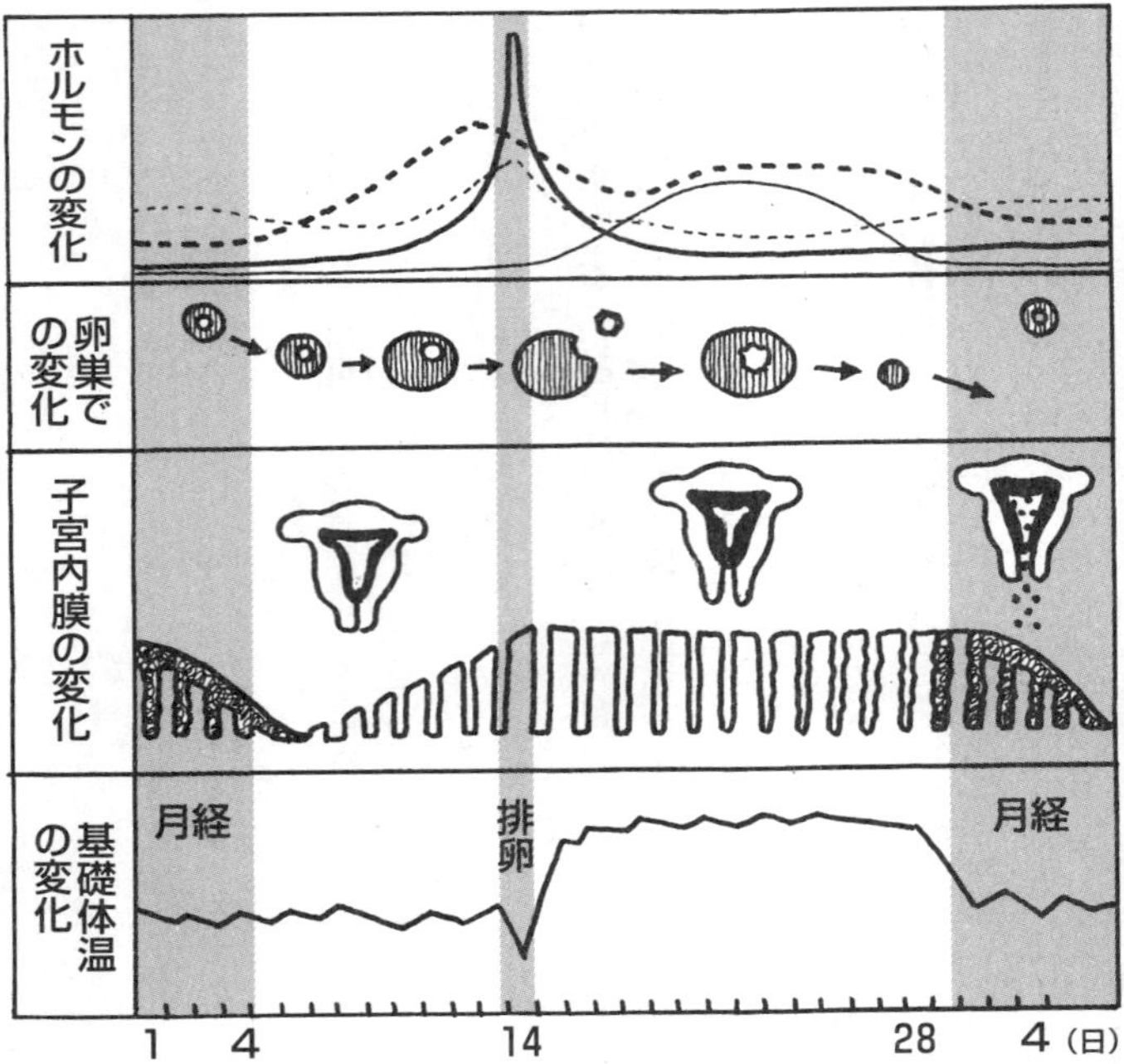

- - - - - 卵胞ホルモン（エストロゲン）
——— 黄体ホルモン（プロゲステロン）
------ 卵胞刺激ホルモン
━━━ 黄体化ホルモン

泌は三五歳をピークに徐々に減少し始め、年齢が進むと卵巣の機能がさらに低下して月経がなくなります。これが閉経です。日本人の平均閉経年齢は五〇歳ですが、閉経期前後はとくにエストロゲンの分泌の低下により、さまざまな体の不調が現れやすくなります。

女性に訪れる多彩な節目は卵巣から分泌される女性ホルモンと関係があります。ゼロからスタートした卵巣の働きが三〇代でピークに達し、その後は次第にゼロに戻っていく、その間の出来事として思春期や更年期があるのです。

女性の体のサイクルの小さい節目は、四〇年もの間つき合う月経でしょう。エストロゲンとプロゲステロンによってひと月ごとに変動する卵巣の周期的な働きは、女性の体にダイナミックなリズムをつくり出します。

では、二つのホルモンがどんなリズムをつくっているのかをみていきましょう。

卵巣に「働きなさい」と指令を出すのは前述したように脳の中にある視床下部と下垂体です。視床下部から下垂体へ、下垂体から卵巣へと次々にホルモンの働きかけが起こって卵巣が刺激されます。卵巣でのエストロゲンの分泌量は増加し、いくつかの原始卵胞を発育させます。七〜八日後には一つだけが成熟卵胞になり、残りの原始卵胞は萎縮、

排卵と卵子の移動

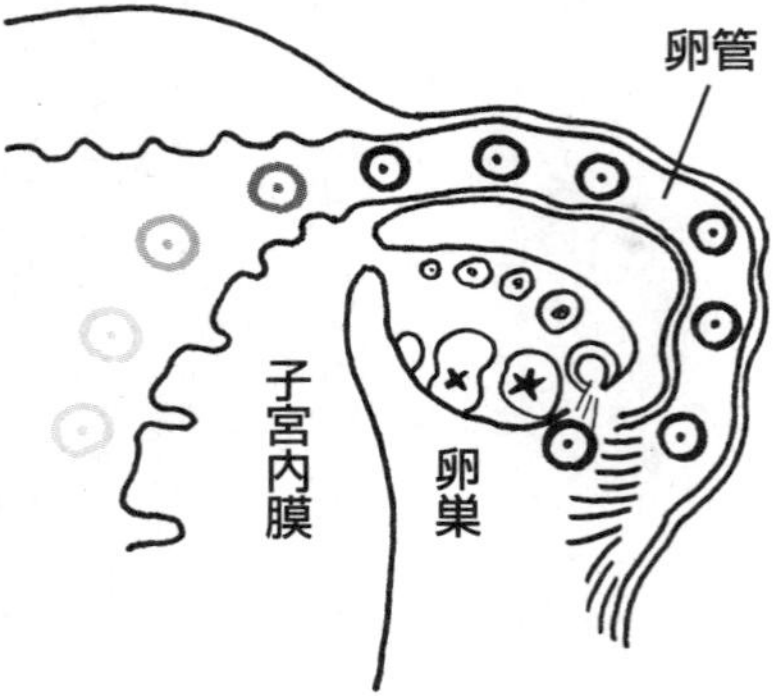

排卵され卵管を通って移動する卵子

受精した卵子の着床

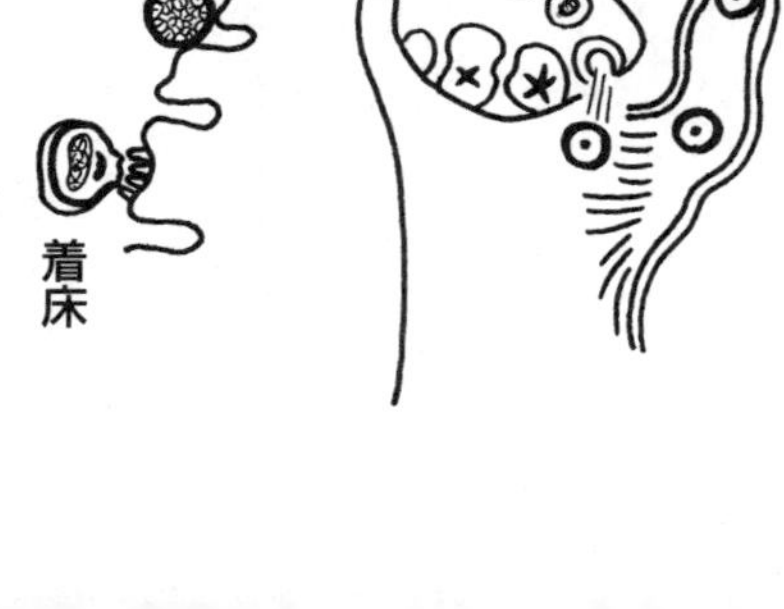

受精して子宮内膜にもぐりこむ卵子

吸収されてしまいます。一方でエストロゲンは子宮内膜を次第に増殖させます。

子宮内膜は子宮の内側を覆っている膜状の組織のことで、エストロゲンやプロゲステロンに反応して周期的な再生、増殖、剝離をくり返しています。

エストロゲンの分泌のピークは排卵の前です。卵胞が充分に発育したことを血液中のエストロゲンの量で視床下部は感知します。このように卵巣から脳に信号がいく方法はフィードバック機構と呼ばれ、体の中ではほかにもいろいろなフィードバックが行われています。

卵胞の発育を感知した視床下部から下垂体にその知らせが届くと、下垂体は排卵を命令する黄体化ホルモンを分泌し、これによって排卵が起こります。

卵子を排出したあとの卵胞は黄体化ホルモンの働きによって黄体といわれる組織に変わり、形成された黄体からプロゲステロン（黄体ホルモン）が分泌され量が増えていきます。

プロゲステロンはエストロゲンとともに子宮に働きかけて、受精卵がいつきてもいいように内膜をふわふわな状態にして準備します。卵子と精子が出会って受精すると、受精卵は一週間から一〇日間ほどかかって卵管を通り、子宮へやってきます。そして、血液や栄養をいっぱいためて待っていた厚くてやわらかいベッドのような子宮内膜にもぐ

り込みます。これが着床といって妊娠の始まりです。

妊娠しないと二つのホルモンの分泌は減少し、子宮内膜は役割を失ってはがれ落ちます。このはがれ落ちた内膜に分泌物（粘液）や血液が混ざって排出されるのが月経です。少しややこしいかもしれませんが、ホルモンはこうした複雑でみごとな連係プレーを毎月行っています。

ホルモンは月経以外にも女性の体にいろいろな変化をもたらします。

たとえば肌。エストロゲンは肌をきれいにする働きがあるので、月経が終わってから排卵までは肌はいい状態が続きます。ホルモンのリズムからいえば排卵前がもっとも美しい状態に保たれます。プロゲステロンは皮脂の分泌を促すので排卵のあとはにきびが出やすくなったり、顔が脂っぽくなったりします。

頭痛もエストロゲンの分泌と関係しています。エストロゲンの分泌が低下すると、脳内の神経伝達物質が増加して脳血管を拡張させるため頭痛が起こりやすいと考えられています。そのほか、月経の周期とともに乳房が張ったり、腟からの分泌物が増えたり、体がむくんだり、気分が変わったりなど月ごとのリズムがあります。女性の体はホルモンによって微妙にコントロールされているといってもいい過ぎではないのです。

妊娠した場合はどうでしょうか。

妊娠するとエストロゲンとプロゲステロンの分泌が続き、受精卵にとってベッドのような子宮内膜は居心地のいい状態に保たれ、胎盤が形成されます。胎盤はホルモンの宝庫ですから女性ホルモンや副腎皮質ホルモンなど種々のホルモンが分泌されます。妊娠するときれいになるとよくいわれますが、それはこれらのホルモンのおかげです。

出産すると胎盤はなくなり、血液中のホルモンは急激に減少します。産後にマタニティーブルーと呼ばれる、ホルモンのアンバランスによる症状が出るのはこのためです。ホルモンがたった一日でバーンと減るので、涙もろくなったり、気分が滅入ったり、不安感が強くなったりなど更年期と似た症状が出現します。このような症状は約半数の人に現れるといわれますが人によって差が大きく、多くの場合はとくに治療しなくても自然に解消します。

出産は大きな出来事ですから、不安になったり、うろたえたりするのは当たり前。そこにホルモンのアンバランスがプラスされると症状が強く出てしまうことがあります。一人でがんばろうとせず、家族や助産婦さん、保健婦さんのサポートが受けられるといいですね。

出産すると多くの人は授乳をします。赤ちゃんに乳首を刺激されると下垂体から乳汁

分泌ホルモンであるプロラクチンが出てきます。プロラクチンは妊娠中から分泌されていますが、妊娠中は卵巣や胎盤から出るホルモンによって、その働きが抑えられているのです。プロラクチンはまた、子供を守るためのさまざまな行動を母親にさせることがネズミの実験によって知られています。母ネズミは子ネズミに乳を飲ますだけでなく、子ネズミを清潔にし、巣から出ると急いで中へ戻して危険から守るなどの行動をしますが、それらがホルモンの影響によるものであることは、たとえばオスネズミにプロラクチンを与えても同じ行動をとるようになる、という実験で確かめられたと報告されています。

妊娠初期のころ眠くて眠くてたまらないことがありますが、これはある種の鎮静作用があるプロゲステロンの影響です。「妊娠したのだから体をいたわって穏やかに過ごしなさい」という体からのサインでしょう。女性の体は本当によくできています。

授乳中は卵巣はお休みしたままですが、授乳が終わりに近づきプロラクチンの分泌が減ると、視床下部はその信号を受け、下垂体に再び卵巣を刺激するホルモンを出すように働きかけます。卵巣は目覚め、排卵のための活動がまた始まります。

三〇代以降の体ではこんなことが起こる

思春期には輝くようなイメージがありますが、更年期にはあまりいいイメージがありません。本書を出版すると決まったとき、三〇代の女性が多く集まったある講演会で更年期についてどんなイメージを持っているかをアンケートで質問してみました。次がその回答です。

・ホルモンのバランスがくずれ、体調の変化をきたしやすい
・五五歳の母がほてりやのぼせがひどいといっているので、私も心配
・つらい人は大変、母の妹がけっこうつらそうだった
・五〇～五三歳くらいまで母の情緒が不安定だった。いずれ自分の問題になるので、もっときちんと知りたい
・どうなることかよくわからないのでかえって不安
・「いやだなぁ」と思っている

中にははっきり「暗いイメージ」「孤独でつらいイメージ」と書いている人もいまし

た。

最近は女性の体についての本が多く出版され、更年期についても以前よりは理解が深まっている気がしますが、それでもまだまだマイナスイメージが強いようです。なぜでしょうか。

一つには「若さがなくなる」「女でなくなる」という喪失感です。確かに、白髪やしわが増えたり、老眼になったり、身体的な衰えが顕著になります。月経がなくなったからといって女でなくなるわけではないのですが、そういう尺度をふりかざす人も社会にはいて、職場で「女はやっぱり若くないとねぇ」と男の人たちが話しているのを聞いて落ち込んだ女性も実際にいます。

でも、そのような意識はこれからは私たち女性が変えていく必要があります。更年期は喪失のときではなく、そのあとまだ三〇年以上も続く高年期のための大切な準備期間でもあるのです。長い人生を歩んできたのですからプラスの面もたくさんあります。「女性らしく」という枠にはまらず、「人間らしく、自分らしく」生きられたらと考えます。私のまわりには更年期を上手に乗り切って、自分のペースを守りながらいきいきと過ごしている女性がたくさんいます。

更年期はだれにでもあるのだから耐えるべきだ――こんな認識も更年期のイメージを

悪くしています。月経も同じですが、ガタガタいわないでがまんしなさい、というところが長い間ありました。日本人のがまん強さがここではマイナスに作用してきたように思います。

更年期はだれもが通る道筋ですが、つらい症状には治療が必要です。盲腸の痛みをがまんする人はいないでしょう。それと同じで、更年期のつらい症状についても軽減させるためには治療を受けたほうがいいのです。

更年期とは閉経を中心とした前五年、後五年の約一〇年間のことをいいます。日本人女性の平均閉経年齢は五〇歳ですが、実際には人によって四三～五六歳と幅があります。たとえば閉経が五〇歳だとしても、卵巣の働きは三五歳くらいから徐々に低下しているので、早い人はその頃から卵巣からのホルモンの分泌が不規則になります。それまでは元気に働いていた卵巣なのに、ときどきさぼったり、パワーが不足したりするのです。年配の人がよく「体がいうことをきかない」などといいますが、卵巣もいうことをきかなくなるのです。閉経は卵巣の定年といってもいいのですが、定年前からくたびれやすくなるのは体も卵巣も共通しているようです。

更年期は女性の体のごく自然な変化の一過程なのですが、思春期と同様、女性ホルモ

ンがもっとも大きく変化する時期なので、体が慣れるまでに時間がかかり、心身の不調につながります。

診察室で、「更年期はいつごろから始まるのですか」と二〇代や三〇代の若い世代の患者さんからも聞かれることがあります。初経と同じで早い人もいれば遅い人もいるのですが、四五歳が一つの目安になります。月経が早く始まったから更年期が早いということはありません。ただ、患者さんを見ていると家庭での人間関係や仕事のストレスなどの要因が加わって更年期が早まっていると思われるケースがけっこうあります。

更年期の兆候として最初に気づくのが月経の異常です。周期が早くなったり遅くなったり、ひと月に二度あるかと思うと二カ月間なかったり、月経の期間も三日で終わってしまったり、そうかと思うと二週間近く続いたり、ということが起こります。卵巣の機能が低下するために、排卵後のプロゲステロンの分泌期間が短くなったり、排卵がなくなったりするからです。

そんな異常が続いたら「そろそろ更年期かな」と心の準備をするといいかもしれません。ただし病気による月経異常の場合もありますから、自分の体をよく観察して「更年期にしてはどうもおかしい」と感じたときは婦人科で一度診察を受けましょう。

月経不順の場合、月経はあるけれど排卵していないということも多くなり、妊娠率は

低くなります。しかし、排卵がまったくなくなるわけではありませんから、たまたまタイミングが合えば妊娠の可能性はあります。私の患者さんの中には五三歳で妊娠した人がいました。これはごくまれな話ですが、妊娠を望まないのなら避妊をしなくては。

この時期は月経不順が起こりやすいので、月経がなくても妊娠なのか不順によるものなのか区別がつきにくいことがあります。妊娠は市販の妊娠検査薬でわかりますが、基礎体温を測ってみてもいいでしょう。診察室で尋ねると、三〇代でも一度も基礎体温を測ったことがない人がいるのですが、基礎体温は自分の体のリズムを知るためにとても有効な手段です。更年期はまだという人もぜひ測ってみてほしいと思います。

基礎体温は、充分に睡眠をとり目を覚ましたときの朝の体温をいいます。ホルモンの働きにより、基礎体温はほぼ一カ月単位で周期的な体温の変化を示します。原始卵胞が成熟する間は、エストロゲンの働きにより低温期が続き、排卵したあとはプロゲステロンの働きによって高温になります。だいたい二週間くらい高温期が続き、妊娠していなければ、体温の下降とともに月経が始まります。高温期が三週間くらい続けば、妊娠と思ってまちがいありません。

毎日基礎体温を測って記録してみると低温期と高温期に分かれたグラフになります。

そこからおおよその排卵日の見当がつきます。体温のいちばん下がった日が排卵日という人もいますが、明確ではありません。高温期から低温期に移行する前後数日あたりを排卵日と考えるといいでしょう。

基礎体温を何カ月か測ってグラフにつけてみると毎月一定のリズムがあることが実感できます。高温期と低温期のリズムの変化がないときは無排卵が疑われる場合もあります。しかし、排卵の過程は微妙なホルモンのバランスで成り立っているので、精神的あるいは身体的な変化の影響を受けやすく、生活環境の変化やストレスのために排卵が遅れるということもよくみられます。

基礎体温を測るために用意するものは目盛りの細かい婦人体温計と記録紙です。どちらも薬局で手に入ります。

これも更年期の症状なの？

更年期の女性はさまざまな体の変調を体験します。月経異常以外の具体的な体の症状は、「のぼせ、ほてり」「発汗」「肩こり」「動悸」「息切れ」「皮膚のかさつきやかゆみ」

い」「尿失禁」「腟のドライ感」「性交痛」などです。

　これ以外にも胃に不快な症状があって消えない、便秘になった、ときどき体の表面を虫がはっているような感覚に襲われるなどという人もいて本当に症状はさまざまです。ホルモンの変調は体だけではなく、心にもいろいろな影響を及ぼします。

　更年期に感じた精神的な症状で多かったものは、「イライラ」「鬱状態」「不安感」「熟睡できない」「無力感」「自信喪失」「対人関係が煩わしい」などです。

　これらの身体的、精神的な症状が人によっては一つだけでなく複数で、ときには束になって現れることもあるので大変なのです。

　やる気が起きない、物忘れをするなどは「年だからしかたがない」「気の持ち方のせい」と放っておかれがちですが、更年期の症状によるものならそれなりの治療をすれば軽減させることができます。

　身体的な症状が明確に自覚されていなくても、「歩いていていきなり憂鬱になった」「突然、ぞくっと総毛立つような感じがした」「こめかみがじーんとする」というような、独特の「いやな感じ」にとらわれたと訴える女性もいます。それは病気とも違う、「今まで感じたことのない、トラブルの始まりのサインのようだった」とある女性は話して

いました。

このような女性の血液中のホルモン量を測ってみると、エストロゲンの分泌が減り、卵巣にエストロゲンの分泌を促す卵胞刺激ホルモンが増えていて、更年期が始まっているということがはっきりと示されます。それを説明すると「ああそうだったのか」と納得してもらえることが多いですね。

でも、この「いやな感じ」が更年期の始まりだとすぐにはわからず、内科や皮膚科などを訪ねることもあるでしょう。診察した医師が更年期のことをよく理解している人なら幸運ですが、そうでないと、症状を抑える薬を処方するだけですんでしまったり、あるいは「更年期ですね。だれにでも起こることですからしばらく様子をみてください」という一言で片づけられてしまったりすることも、まだまだあります。そんな対応を受けてかえって気持ちが沈んでしまった、という話を聞くと本当に残念です。

しかし最近では、女性が自分の体について積極的に知るための手立てがいろいろ増えています。同年代の友だちに相談してアドバイスされたというほかに、本を読んだりインターネットで検索をしたりして婦人科で受診するべきだと悟ったという女性も増えています。一人一人が行動を起こせば必要な情報がさらに入手しやすくなっていくはずです。

女性ホルモンの減少が、なぜこんなにも多くの症状と結びつくのでしょうか。そのキーワードは自律神経です。

卵巣の働きが低下してエストロゲンの分泌量が急激に減少すると、エストロゲンを以前のように分泌させようと視床下部は下垂体に指令を出します。下垂体はまじめな中間管理職のようなものですからさかんにエストロゲンの分泌を促す卵胞刺激ホルモンを出しますが、卵巣から思うようにホルモンが分泌されません。さらにハッパをかけるために下垂体はますますホルモンを血液中に送り出します。この量は多いときでは若い人の一〇倍にもなり、人間ならさしずめ働き過ぎで過労死というところですね。このエストロゲンの分泌低下と下垂体から出される卵胞刺激ホルモンの増加というホルモンのアンバランスが、更年期の体の特徴です。

ところで自律神経の司令塔も視床下部にあります。視床下部は生命維持のために重要な役割をしている場所で、ホルモンや自律神経、食欲などをコントロールする大事な中枢が狭い場所にまとまってあります。そのため、ホルモン調節のバランスがくずれるとそばにある自律神経の調節機能も影響を受けて乱れやすくなるのです。

自律神経は自分の意思にかかわりなく、細胞や組織といったミクロの世界から心臓や

肝臓などの臓器まで全身の機能をコントロールしている神経です。具体的にいうと、呼吸、脈拍、血圧、発汗、排尿、排便などすべて自律神経によって調節されています。したがって、自律神経が不調になると「自律神経失調症」と呼ばれる症状が全身に出てきます。先に出ていた症状はその代表的なものです。原因となる病気がないのに症状が起こり、毎日、あるいは一日のうちにいろいろ変わるこのような症状を不定愁訴といいます。

閉経になったからといってすぐに女性ホルモンの分泌がなくなるわけではありません。副腎からも男性ホルモンと女性ホルモンは分泌され、しかも男性ホルモンの一部は皮下脂肪で女性ホルモンに変わって蓄えられ、徐々に放出されます。成熟期の卵巣から分泌されていた量に比べるとわずかですが、急場をしのぐための手助けにはなります。人間の体はうまくできていてだんだんに女性ホルモンの少ない状態になじんでいき、不快な症状も自然に解消されていきます。

更年期の症状は現れ方も強さも多様です。症状が重くて継続的な治療が必要な人もいれば、ちょっとホルモンを補っただけで症状が軽くなる人もいます。急に体がカッと熱くなるようなことはあるけれど苦になるほどではない、という人もたくさんいます。中

には私のように「そういえばあれが更年期だったのか」とずいぶん過ぎてから気づく人もいます。

症状が現れる時期も人によってまちまちです。閉経前後一年ほどがつらかったという人がいくらか多いようですが、閉経の数年前から不調を感じる人もいれば、閉経後に初めて症状が出る人もいて、それは個人差が大きいとしかいいようがありません。

私は更年期の症状と更年期障害とは分けて考えています。日常生活に支障をきたし、治療を受けなくてはならないほど強く出てしまうものを更年期障害としています。更年期障害のために治療が必要な人は更年期の女性の一割から多くて二割くらいというのが私の実感です。

症状の出方や強さの違いは、一つは直接の原因である卵巣の機能の差によります。エストロゲンの減少が急激な人もいればなだらかな人もいます。ホルモンの変調に対する適応能力の違いもあります。以前から自律神経が失調気味の人は影響の強く出る可能性が高いです。

性格や精神的なことも関わっていて、生真面目で完璧（かんぺき）主義の人は症状が重くなりやすい傾向が感じられます。きちんとできない自分を責めたり、くよくよ悩んで症状を悪化

させるケースも少なくありません。閉経や更年期をマイナスイメージでとらえている人は、ちょっとした症状やまわりからの刺激、たとえば「白髪が増えたね」のひとことに過剰に反応して症状を悪くします。

その人のおかれている環境、感じているストレスも更年期の症状を左右する大きな要因になります。子供の受験や独立、夫との気持ちのすれ違い、家族関係の葛藤、職場の軋轢(あつれき)、老人介護、これから迎える高年期の不安など……。後の章でもう少し詳しく触れますが更年期はストレスの種が尽きない時期で、そのストレスが体に強く影響します。また、食事や睡眠などの生活習慣の乱れも関係しています。

更年期の症状を緩かにするために

更年期の症状はいくつもの要因が複雑にからみ合って起こります。前向きにとらえて明るく過ごすことは症状を軽くするために大事なことですが、だからといって気持ちの持ち方で解決できるような単純なことではありません。

近年、更年期障害の治療法として注目されているのがホルモン補充療法（ＨＲＴ）で

す。４章で改めて取り上げますが、外部から飲み薬や貼り薬によって女性ホルモンを補い、体が無理なくホルモンの減少についていけるようにしようというのが治療の目的です。

漢方薬を使った治療もよく行われます。漢方による治療は体全体のバランスを調えて、体の変調に対する調節力を高めます。ホルモン補充療法のような直接的で劇的な効き目は現れないのですが、緩(ゆる)やかに体力をつけていきます。ほてりや肩こりなどの症状が解消されるだけでなく、肌の張りが戻ったなど美容上の効果が上がったことを実感する女性も少なくありません。

精神的な葛藤が強い場合はカウンセリングが有効です（２章参照）。もっと気軽に専門家を活用してほしいと思います。

ただし、完全に元通りになると期待しすぎないほうがいいでしょう。老化のカーブは緩くすることはできてもストップさせることはできません。七〇〜八〇％よくなったらよしと考え、高年期に向かう体と上手につきあっていけるように気持ちを切り替える努力も大切です。

体重の増加はどの年代の女性にとっても気がかりなものですが、女性には三回太りや

すいときがあります。思春期、妊娠・出産期、更年期です。近ごろはほっそりした体型を求めて小学生までダイエットをしていますが、本来、思春期は体に脂肪がついてふっくらした体型になる時期です。体重の増加はいつまでも続くものではなく、ある時期を過ぎると止まります。ですから、それほど心配しなくてもいいのですが、最近は普通の体型なのにやせたいと思っている子供たちがたくさんいます。私はそんな子供たちに「思春期のぽっちゃりは、これからいろいろなものを充実させていくために大切なことなのよ」と話しています。

妊娠すると卵巣の働きはお休みになり、代わりに胎盤からいろいろなホルモンが分泌されるようになります。そのために食欲が増したり、インスリンの分泌量が増えたりします。インスリンは脂肪の合成を促進し、体にため込むように働くのでおなかやお尻に皮下脂肪が蓄えられます。出産後に待っている授乳や育児のための準備です。妊娠中は平均的には八～一〇kgほど体重が増えますが、そのうち三～四kgは脂肪の増加分です。出産後六カ月分くらいの蓄えと考えられています。蓄えに見合うだけ動けば体重は元に戻るはずですが、今は家庭の中での労働が減っていますから、油断をすると体重が減少しないとか太ってしまったなどということにもなってしまいます。出産後に元の体重に戻れない女性は約三割もいるといいます。しかしその反面、妊娠しても体重を気にして、

やせすぎが目につく人も増えています。

更年期に太りやすくなるのは基礎代謝量が減少するためです。私たちの体は、なにも活動をしていなくてもエネルギーを使っています。このような生命を保つための基礎になる代謝が基礎代謝です。一日の消費エネルギーのうち、六〇～七〇％が基礎代謝に使われます。基礎代謝量は女性では一二～一四歳、男性では一五～一七歳でピークを迎え、それ以後は下降気味になりますが、大きな変化はありません。減少が顕著になるのは五〇代以降です。筋肉の機能が低下してエネルギー消費量が少なくなるため基礎代謝量が減ります。女性では閉経を境に目立って下り坂になります。これにはエストロゲンの分泌の減少が関係しています。エストロゲンが減ると脂肪が蓄えられやすくなり、体重は同じでも脂肪が増えた分、筋肉は減って基礎代謝量が低下するのです。従って、それまでと同じ量を食べていると太ってしまいます。エストロゲンには食欲を抑制する働きがあるので、分泌の減少に伴って食欲のコントロールがむずかしくなることも原因の一つと考えられます。

現代社会は食べ過ぎや運動不足、ストレスなど太りやすい環境因子がそろっているので、なおさら注意が必要です。最近は遺伝子の研究が進んで、二〇歳のときと四〇歳のときとでは働く遺伝子が異なり、そのために脂肪が蓄積されて中年太りとなるのではな

いかとの説もあります。

いずれにしろ、肥満はあらゆる生活習慣病の危険因子ですから、更年期には肥満の予防も重大事項です。

エストロゲンは生殖に関係するだけでなく、骨の新陳代謝を促して骨量を維持する役割も担っています。そのため、エストロゲンが減少すると骨がもろくなり、背中や腰の骨がつぶれて曲がったり傷んだりします。加齢に伴って背が低くなるのはこのためです。これが骨粗鬆症（こつそしょうしょう）です。骨量は三〇代の後半から減少するので、その頃になったら一年に一度くらいは骨量を測って自分の貯蓄量を知り、病気であれば早めに対応ができるようにしておきましょう。

エストロゲンはまた血中のコレステロールを減らす働きがあるので、分泌が減少すると血液中のコレステロールが増え、血管にコレステロールがたまりやすくなります。コレステロールが沈着すると血管が硬く狭くなるため動脈硬化のリスクが高くなり、心筋梗塞や狭心症、脳梗塞などの病気の発生率が急増します。

子宮体がんにも注意が必要です。子宮体がんはエストロゲンと密接に関係していて、閉経後の五〇代の人の発症がもっとも多く、ついで六〇代となっています。閉経後に出

血があったときは迷わず受診するようにしましょう。

更年期の症状を予防することにもつながる食事、運動、休養というあたりまえのことについても触れておきたいと思います。

バランスのとれた食事を三食規則正しく食べる——少し前まではごく自然なことだったこのことが、守りにくい社会環境になっています。どこでも、いつでも簡単に食べ物が手に入るし、サプリメントなども山ほど売られています。だからこそ、頭を使って賢く食べるワザが要求されます。

どの年代にも共通する基本的なことですが、とりわけ更年期は体の変わり目ということで食事にいっそうの知恵を働かせましょう。肉と魚、植物性たんぱく質である大豆製品などをバランスよくとり、野菜やカルシウムを多く含む食品を積極的に摂取します。

運動も欠かせません。ジョギングやウォーキング、水泳、自転車こぎなどの有酸素運動がおすすめです。有酸素運動は酸素を体にとり込んで血液の循環をよくし、心臓や肺の機能を高めます。肩こりやひざ、腰の痛みをやわらげるだけでなく、肥満の解消にもつながります。全身の筋肉を無理なく伸ばすストレッチングは、筋肉の状態をよくするとともにリラクゼーションとしても有効です。

ストレスはできるだけ避けたほうがいいのですが、どうしても避けられないストレスもありますから、リラクゼーションできる自分なりの方法を持つことです。アロマテラピー、入浴、音楽鑑賞や演奏、ガーデニング、なんでもいいのです。患者さんの中には「私の息抜きは部屋を片づけること」などという人もいます。

「夢中になれる楽しいこと」をすぐに見つけるのはむずかしいものです。三〇代のころから少しずつ、人生の後半期を心豊かに生きるための貯えをしておくと、いざというとき大きな力を発揮すると思います。

これまでお話ししてきたように更年期は生活習慣病の発生しやすい条件が重なるときでもあります。しかし見方を変えれば自分の体を総点検するいい機会だともいえます。車のように買い換えるわけにはいかないのですから、大がかりな車検と考え、念を入れて手入れをし直してください。

更年期は人のために生きてきた人生から、自分のための人生への転換期です。しかも、人生八〇年時代では、更年期後の人生は新しい領域といっていいほど未知の部分の多い長い年月なのですから……。

2章　精神的なストレス――原因はどこに？

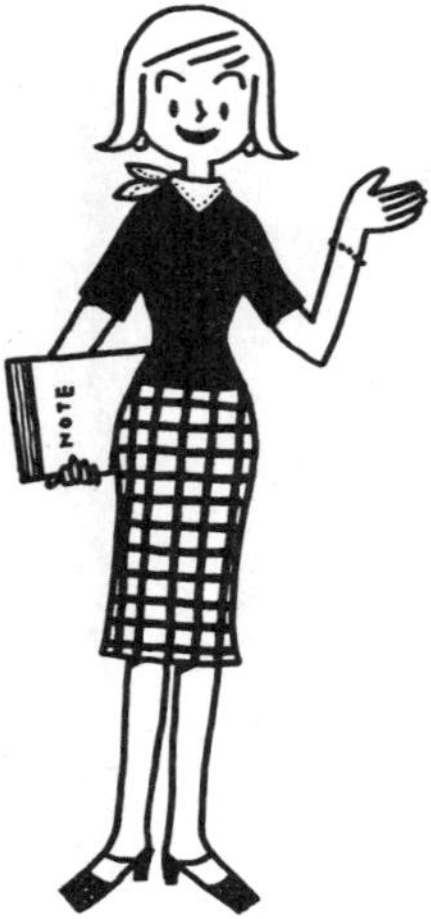

婦人科医として多くの患者さんに接していますと、その治療の過程で、精神面でのトラブルに直面することがあります。典型的な更年期の症状を抱えて受診にこられた方の話を伺っていると、身体的なトラブルとともにメンタルストレスを抱えていることがわかってきます。

私は精神面での治療は専門ではありませんが、それでも、そのような患者さんが回復するためには、このメンタルストレスが解消されることが欠かせないと感じます。

本章では、女性がライフサイクルの中でおもに更年期の時期に感じたストレスをいくつかとりあげ、それを彼女たちがどのように克服していったか、また婦人科医の立場からどんな手助けができたかをお話ししましょう。

どんなことがストレスの原因か

三〇代にもなると、一人一人の女性をとりまく状況もバラエティに富んできます。既婚か未婚か、職業を持っているか専業主婦か、子供がいるかいないか、それぞれの立場で、直面する問題も、その解決方法も異なってくることでしょう。

ある講演会で、その場に出席している主に四〇代以降の女性に、現在、何にストレスを感じているか尋ねてみたところ、次のような答えがあげられました。

・肉親の死
・親の介護
・子供の受験
・転居
・子供の結婚
・夫の身内とのトラブル
・夫の定年

・家庭内のいざこざ
・金銭問題
・夫の異性問題

だれでも、このうち一つか二つは思い当たることでしょう。ここでは、比較的家庭内での問題が多くあげられていますが、職業を持って働いている人では職場での問題がストレスの原因になっていることも多々あります。

更年期に起こりやすいさまざまな身体的症状は、自律神経の乱れによるものとも考えられます。女性ホルモンの分泌は三五歳をピークに減少し始めます。女性ホルモンをコントロールしている脳にある視床下部は、いままでどおりホルモンを分泌させようと下垂体にホルモンの分泌を刺激するホルモンを出すように指令します。指令を受けて下垂体はがんばって卵巣に働きかけるのですが、卵巣は思うようにホルモンを分泌できません――この苦しいアンバランスな状況が更年期です。視床下部には自律神経の中枢もあるために自律神経にも悪影響が及ぼされ乱れが生じます。そこにストレスが追い打ちをかけ症状をさらに重くしてしまうのです。

更年期の病気として抑鬱状態になってしまう人もいます。更年期障害としての抑鬱は、ほかの症状と同じようにおもにエストロゲンの減少によってホルモンのバランスが乱れ

たことによって起こります。「好きなことをして気持ちを明るく持てばいい」などといった精神論で片づく問題ではありません。病気なのですから治療が必要です。

では、更年期障害としての抑鬱とはどんなものなのでしょうか。

患者さんから「家事をやる気が起きない」という訴えがよくあります。ふつうは家事がめんどうと思っても、家族のためにやらなければという気持ちがあってなんとか片づけられるものですが、やろうと思うのにどうしてもできない、買い物に出かけられない、買い物に行ってもなにも買わずに帰ってきてしまう、という状態は病気と考えていいでしょう。「子供の世話ができない」「娘のお弁当を作ってやれない」と涙を流した人もいました。

また、以前は友人たちとも積極的に交際していたのに、急に電話がかけられなくなったり、友人の誘いを断ったりなど交友関係がスムーズにいかなくなる、という場合も受診をしたほうがいいですね。

「夜、家へ帰ったら暗い部屋の中でうずくまっていた」と家族が心配して診察に連れてきた例もあります。すべてを悲観的に考えて取り越し苦労ばかりしている、家族にうれしいことがあっても喜べないというようなときも病気を疑います。

更年期障害としての抑鬱状態とは別に、更年期に発症する更年期鬱病があります。更

年期鬱病の人は顔に生気がなく、表情もないのが特徴です。朝に弱く、午後になるとだんだん回復してくるという傾向があります。これに対して更年期障害としての抑鬱の場合はよほどひどくなければいつも程度のお化粧をし、診察のときなども身なりを整えて来院されます。また、朝と夜とで落ち込み方が異なるといった傾向はほとんどありません。

ホルモン補充療法によって体調がよくなるとメンタルな面でも明るさをとり戻す人が多いのですが、更年期鬱病は更年期障害とは別の病気ですからホルモンを投与しても症状は改善しません。鬱病の場合は精神科など専門家による治療が必要になります。

ストレスをどう乗り越えたか

それでは具体的なケースを紹介しましょう。これからお話しするケースはまさに更年期という年齢の方々に起こった症状がほとんどですが、まだその年齢にまで至らない人にもあらかじめ知っておいていただければと思って紹介するものです。

ある五〇代の保健婦さんは「眠れない」という症状を訴えました。採血をして血液中

のホルモンを測定すると、たしかに更年期にさしかかっていることが判り、服薬というかたちでの弱いホルモン補充療法を始めました。同時に彼女からこんな悩みを打ち明けられました。

娘さんが母親の仕事を尊敬し、看護婦を目指して看護学校で寮生活を始めたのです。それは母親として誇りでもありうれしくもあったのですが、娘の不在がとてもさびしくなってしまいました。これは子育てが終わった母親に起こりがちな症状で、いわゆる「空の巣症候群」と呼ばれるものです。同じころ彼女は職場で昇進しました。周囲からの期待を受け、上役と部下との間を調整しようとがんばっているうちに、新しい立場が重圧になってきました。夫に相談しても、きちんと耳を傾けてくれません。そんなこんなでだんだん気持ちがふさいでしまい、受診に訪れたときには抑鬱状態だったのです。

彼女の問題は、更年期にさしかかって体調が不安定になってきたときに、職場環境が変わったことで、もっとがんばらなくてはと自分にハッパをかけすぎたことにあるのでしょう。体調が不安定になってきたのですから、ここはひとまず目標を低めに設定して、少しの努力で自分自身が達成感や満足感を得られるようにしてはどうかとアドバイスしました。この時期、自分をほめるということはとても大事なことだと思います。

ストレスを感じやすい人は、まじめながんばりやさんが多いのですが、長い人生、力

を抜くことも必要です。心の支えになってきた娘さんと離れたさびしさも心の不安感につながっていたのでしょう。

ホルモン補充療法によって肉体的な症状が次第に改善され、体調もととのってくるにつれて、私は彼女がメンタルな面でも「よくなっている」と感じました。よくなっている、というのは、当初の抑鬱状態から脱却して明るくなってくることでわかります。これは女性ホルモンが投与されたことで下垂体、視床下部が安定し、自律神経も調整されて気分が落ち着いてくるからなのです。

聞くと、娘さんの不在にも慣れ、職場でも仕事に慣れてきたとのこと。やがて、彼女は「あのころの自分は何だったの?」とまでいうようになりました。こうして彼女は困難な時期を乗り越え、新たな気持ちとパワーを得て、人生の後半に踏み出したのです。

しかし、ストレスの原因が長い年月にわたって積み上げられたものである場合は、もう少し事態が複雑です。

ある女性は、結婚してすぐ男の子をひとり産みました。すぐにもうひとり子供が欲しかったのですが、夫の両親はそれに反対し、夫も彼女の味方をしてくれませんでした。やがて彼女が五〇代になり、更年期に入ってかなり体調が悪くなってしまったとき、心の中に夫と夫の両親に対する激しい恨みが生まれました。肉体的な苦しさのあまり、も

しもうひとり子供を産んでいて、それが女の子だったなら、かならず今の自分の理解者になってくれていたに違いないと思いこみ、鬱状態に陥っていたのです。彼女自身が幼い頃から実の両親と離れて生きてきたのも心の中での深い葛藤になっていて、五〇代になってすべてが一気に表面化してきたようです。

　ホルモン補充療法を試みても抑鬱状態は改善されず、よく話し合った上で精神科へ通院してもらうようにしました。この女性の場合は鬱病にまで至っていたのかもしれません。鬱病は婦人科では治すことができませんから、専門の科で治療を受けなくてはなりません。

　このように家庭の中で長年蓄積された問題の解決はいつもむずかしいかというと、そうでない場合もあります。最近非常にポピュラーになってきた摂食障害ですが、子供がそれを抱えていることで精神的に大変悩んでいる母親が増えています。

　ある女性は「動悸が激しく、肉体的につらい」という症状で、婦人科を訪れました。実は彼女にとっては、子供の摂食障害が強いストレスになっていたのですが、同時に、そんな家族の状況に全く関わろうとしない夫に対しても不満を持っていました。摂食障害は子供が親から自立しようとするために起こるもので、長期間にわたって築かれた親子関係に原因があるといえます。

しかし、母親であるこの女性の話を聞いてアドバイスをするうちに、彼女を通して夫も家族の在り方に関心をもつようになりました。そして、親子それぞれが問題の解決に努力する過程で摂食障害が改善されるに従って、ホルモン補充療法を受けていた彼女の、更年期特有の症状もまた改善されていったのです。これは、母親の更年期障害の治療をきっかけに親子の絆が取り戻せた、幸運なケースといえるでしょう。

夫との関係はどうでしょうか。「更年期で悩まされていたとき夫にずいぶんサポートしてもらいました」という人がいる反面、夫の存在がストレスの元になっている人も少なくありません。

二〇年以上連れ添った夫婦のいわゆる熟年離婚は、一九七五年には離婚全体の五・八％でしたが、九八年には一六・九％を占めるまでになりました。しかも、妻の側からの突然の離婚宣言が目立ちます。離婚には至らないけれど、気持ちにずれが生じてぎこちなく暮らしている夫婦の例もしばしば耳にします。気持ちのずれとはどんなものなのでしょうか。

長年連れ添った妻たちに、夫について気になるところを尋ねてみると、「どうしてすぐそばにある新聞をとるのに私を呼ぶのか」「どうして自分の親戚の用を私ばかりにや

らせるのか」「自分は勝手に出ていくくせに、私が一人で外出するときはどうしていやな顔をするのか」など不満が続々と出てきます。そこには、家庭内の些細な事柄もあるのですが、それではすまされない気持ちのずれが潜んでいるように思います。

今の五〇代、六〇代の女性はこれまで夫は仕事、妻は家庭という価値観の中で力を尽くしてきた人たちが多いのです。その価値観が大きく揺らぎ、女性たちの役割意識が変化してきたにもかかわらず、夫たちは相変わらず古い意識から抜け出せないでいるところにすれ違いが起こっているのだと推測できます。定年後、夫が家にいることで妻がストレスを感じて体の不調を訴える「夫在宅ストレス症候群」という病気があります。ストレスを感じる妻もかわいそうだけれど、夫にとっても気の毒な状態です。

ここに二人の女性がいます。一人は息子と実母と暮らしていて、夫は愛人とともに別のところに住んでおり、まったく帰ってきません。彼女も更年期の症状が始まっており、その治療のため来院しているのですが、彼女のストレスは、夫との仲は完全に壊れているけれど別れたくないという葛藤のようです。どうも、お金と妻の地位が保証されていれば愛情がなくても仕方がない、というあきらめがみえます。

もう一人の女性はいわゆる家庭内別居状態になっています。夫や子供に関するさまざまな悩みをストレスといって打ち明けるのですが、なんだか朗らかで本当に悩んでいる

のかどうかわかりません。

この二人に感じるのは、自分の状況に対する当事者意識の希薄さ、とでもいえるでしょうか。ストレスを訴えていても、自分の生活の破綻に正面から立ち向かおうとしていません。私としてはこういう生き方には正直いって賛同できませんが、それも生き方の一つといえるほど、現代社会は女性の選択肢が広がっています。「自分で選択しなければならない」ことがまた、ストレスの種になっているのですが……。

今は子供のいる夫婦も、やがては二人で向き合って暮らす生活が待っています。お互いにぶつかり合いながら築いていくのか、さりげなく半歩ずつ歩み寄っていくのか、方法はいろいろあるでしょうが、若いときからの夫婦の関係が中高年以降の生活の土台になるという当たり前のことを、多くの事例を通して痛感します。


男性と女性の、性に対する感じ方の違いも更年期の夫婦関係に影響を及ぼします。更年期のころになると女性は男性に比べて性的欲求の低下が目立ちます。同時に、女性ホルモンの減少により腟の潤いが減った状態になりますから、性交のときに痛みを伴う人も多くなり、自然と夫との関係を避けるようになります。困ったことに性的欲求の低下が更年期のためという認識は妻の側にもなく、「夫に悪い」と心苦しく思ったり、「体が

どうかなったのでは」と気にしたりする人も出てきます。

また、妻のほうは精神的な触れ合いを求めているのに、夫のほうは相変わらずワンパターンの性交を続けているために、ずれの生じているケースもよくみられます。

「夫に悪い」と痛みをがまんしていた妻がいました。単身赴任中の夫は二週間に一度帰ってきます。五二歳の妻はそんなときぐらいはと夫の要求に応じますが、実は彼女自身にはあまり性的欲求はありません。それどころか痛いだけです。泣きたいくらいにつらいと受診しにきた彼女を診察すると、膣が炎症を起こしていてただれもありました。口内炎ができてただれている状態を想像するとわかりやすいでしょう。

更年期に入ってエストロゲンが減少すると膣の粘膜が薄くなり、分泌液も減って潤いがなくなり炎症を起こしやすいのです。投薬の結果、炎症は軽減しましたが、薬で性的欲求を回復することはできません。幸いこの夫婦は仲がよく、離れて暮らしていても会話をもつように心がけていたので、私が少しきっかけをつくっただけで性生活についても話し合うことができ、夫はそれまで以上に妻にやさしく接するようになったそうです。

この夫婦の場合はトラブルをよい方向に転じた例ですが、婦人科の外来で診察した女性の多くが、性交については「したくない」「いやいやしている」と訴えています。「義務と演技」で性交を続けていたり、拒否の姿勢をとったりして夫とは冷めた関係が続い

ているのです。

中高年になって起こる夫婦の性的欲求のギャップを埋めるために、アメリカでは性欲亢進のために女性に男性ホルモンを処方してはどうか、という意見さえ出ています。性的欲求に関係あるのは男性ホルモンのアンドロゲンであるといわれているためです。私の周囲にはその考えに賛成という医師もおり、性をめぐる問題の根深さを考えさせられます。しかし実は平均寿命が延びたからこそ、こんなトラブルも起こるのです。昔ならば、男性の多くは妻の性的欲求が減退するころにはあの世へ旅立っていたのですから。

しかし、きわめてまれですが、性的欲求が悩みになっている女性もいます。あるとき私のところへ電話がありました。相手の女性は未亡人でした。夫のいない身で彼女はマスターベーションをやめられず、そのことに非常な罪悪感を持っていたそうですが、雑誌に掲載された女性の性的欲求を肯定する私の文章を読んで、とても心が解放されたといってくれました。マスターベーションは性的な緊張を発散する一つの手段です。いけないことでも恥じることでもないということを、必要に応じて診察室でも話しています。

性的欲求の問題は個人差もあり、きわめてデリケートなものですが、人と人が肌を触れ合わせるときの、なにものにも代えられない充足感は、人生の大きな喜びの一つではないでしょうか。私はそう感じていますし、治療の現場でもそのように伝えています。

老人介護も、大きなストレスの一つです。年代的に、女性がちょうど体調が悪くなったときに、自分の両親であれ夫の両親であれ、老いて病に倒れた老人の介護の苦労がさらにのしかかってくるめぐりあわせになることが多々あります。

たとえば、夫の両親を遠距離介護しているある女性は、頼りにされ感謝もされるので、自分の体調の悪さをこらえながら介護をしていました。しかし、どんどん体がつらくなってきたときふと思ったのです。自分の親なのに夫は気にならないのだろうか。そこでいやみをいったところ何とか重い腰をあげたのですが、そのときも彼女といっしょでないと両親のもとへ行こうとしないのだそうです。

別の女性は、自分の両親の介護をしたいのですが、まだまだ元気な夫の両親がそれを許してくれません。そして夫も彼女の味方をしてくれないのです。更年期の症状に加え、介護をめぐる不満と心配が重なり、彼女はほとんど抑鬱状態になっていました。

この老人介護をめぐるストレスを軽減するには、なによりも夫の協力と理解が必要です。そして、手助けしてもらえる人とはできるだけ負担を分け合い、ひとりで背負いこまないこと。職業に就いている女性は仕事を犠牲にしようと思わないこと。公的なケアはできる限り活用すること。それらを勧めています。というのは、せっかくの公的ケア

も多くの人に活用してもらわないと、必要性がないと判断されてシステムが縮小されてしまうからなのです。積極的に活用することが、公的ケアシステムをさらに充実させていくための手段だともいえます。

意外に思われるかもしれませんが、老人を看取り長い介護が終わったときに反動ですっかり体調を崩したり、精神的にがっくりおちこんだりする女性も多いのです。なにがストレスの引き金になるのか、予測がつかないものですね。家庭のなかで発生した問題に前向きに取り組もうという姿勢には本当に共感させられるのですが、一方でそうした「がんばり」が、女性たちの精神や体調の不安定の原因になっているとも思えるので、むずかしいところです。

ここまでは家族関係のなかで起きやすい問題に焦点をあててきましたが、それでは、職場で女性が感じるストレスにはどういうものがあるのでしょうか。

シングルで働いてきた、四〇代半ばの二人の女性がいます。一人は男性の多い職場で働いており、男性同士の会話や噂話がひっきりなしに耳に入ってくるのに抵抗を感じていました。年齢とともに体力が落ちたことを切実に感じていたのですが、第一線から離れたくないとがむしゃらに働き、その反動で体調をくずし、鬱状態にもなり休職に至り

ました。

もう一人は、仕事が生き甲斐になっていて、その分非社交的で趣味もとくにありません。昇進してリーダー職に就いたのですが、後輩とのコミュニケーションのとりかたがうまくつかめないのです。自分から声をかけると後輩が断れずに迷惑をかけそうだと思って誘われるのを待っているのですが、声がかかりません。若い連中同士では食事に行ったりしているようなので、孤立感がつのります。気分転換の手立てもなく、やがて鬱状態に陥りかけました。

けれども二人ともホルモン補充療法の効果によって体調が安定してくると、精神的にも明るくなり、仕事のペースも回復させることができました。ただし、ペースダウンして、無理をしすぎない生活を身につけていったのです。この二人の場合は、仕事を生活の中心に据えて、更年期を経ても職業人であることを守り切ったといえるでしょう。

職場で感じるストレスには、環境の変化によるものもあります。病院での例ですが、臨床技師を務めていてコンピューター化についていけないために、血液検査などの単純作業にまわされてショックを受けている女性がいました。ちょうど四〇代半ばで、体調も変化してくるときのこういう処遇は、本人をきわめておちこませるものでしょう。定年までまだ一五年近くあり、残りの人生は長いのです。

さてここで、職業人としてどうするか。私の知り合いのある女性は、心機一転、仕事一筋の生活を改め、前からやりたかったハーブの栽培に着手したそうです。そう話してくれたときの彼女のいきいきとした表情が忘れられません。

しかし誰もが彼女のように行動できるわけではなく、不満を持ちながら、その職場で働き続けていかざるを得ない人のほうが多いでしょう。そういうときこそ、自分にとって本当に大切なものはなにか、自分が満足するためにはなにが叶えられればいいのかを、少しペースダウンして考えてみてください。

カウンセリングでできること

更年期の治療でいつも感じることは、患者さんとの会話なくしては治療ができないということです。ですから、できるだけ患者さんにとって居心地のいい状態をつくって話を聞くように配慮はしていますが、やはり心の問題をケアしてくださる専門家が必要だと思っています。ですから、私は患者さんの状況に応じてカウンセラーを紹介していきます。更年期の治療とカウンセリング（面談）を並行して行なうこともあるし、カウンセ

リングを優先させる場合もあります。それは患者さんの状態によって異なります。カウンセラーは医師と違って医療行為はできませんが、患者さんの心にある悩みやストレスについて、カウンセリングを通じて解決できるように援助します。

「カウンセラーといってもはじめて会う人。そんな人になにが話せるの」と感じる人も実際にはいるようです。でも、最初からすべてを話す必要はありません。話せることから話せばいいのです。

カウンセリングの主役はあくまで患者さん自身なのです。話しやすい状況をつくって、患者さんが自分の問題に気づき、どうすればよいかを理解し、解決のための方法を身につけることを援助するのがカウンセリングの目的であり、カウンセラーの役目です。

更年期のさまざまな症状はまわりの人に理解されにくいものもあります。病気だという認識が薄く、「気持ちの持ちよう」と思っている人がまだまだいます。そのため、いちばん理解してほしい家族にもわかってもらえないということが現実にあります。だから、自分のつらさをカウンセラーに受け止めてもらっただけで、症状が軽減する人もかなりの割合でいるのです。

私は患者さんにカウンセラーを紹介するとき、必ず「カウンセラーと相性がよくないことがあるかもしれないので、そのときは遠慮しないで私に話してね。でも、何回かカ

ウンセリングを受けると状況がよくなることもあるのよ」と伝えています。

カウンセリングは病院の中の心理療法室や、カウンセリング専門のクリニックなどで受けられます。病院の中でのカウンセリングには保険が適用されます。しかし、今の保険制度では一人の人に長い時間をかけられないという現状があります。そのため、クリニックでのカウンセリング料金は自由診療で全額自己負担になります。

カウンセリングの料金は一律ではなく、五〇分から一時間で六千円から一万円くらいです。頻度は患者さんの状態によって違いますが、週に一回だったり、二週間に一回だったり、あるいは月に一回だったりします。

日本人はカウンセリングや食事相談など「話すこと」にお金を使うのに慣れていない し抵抗もあるようですが、回復のためには必要なことであり、価値があるといえます。

私の場合は、カウンセリングは虎の門病院の心理療法室にお願いしたり、外部のクリニックにお願いしたりしています。患者さんは初めにカウンセラーに「どれくらいで治るのでしょうか」と尋ねることが多いそうです。カウンセラーは「正直いって確定はできません。長い目で見てください」と答えるそうですが、私が質問をされても同様に答えるしかないでしょう。患者さんの状態と抱える問題の程度によって、回復の過程や期間は一人一人違います。数カ月で治る人もいれば何年もかかる人もいます。

「夫と話し合っていい関係になりました」「ちょっと肩の力を抜いて生活するようにしたら気持ちがラクになりました」、患者さんからそんな報告が聞かれると、病気も改善していることが多いのです。

更年期の体調の変化、そして精神面での葛藤――人によっては激しく、つらいこともあります。しかしできるだけ柔軟な気持ちをもって自分自身により添っていくうちに、年齢相応の自分に慣れ、また、新しい一面を発見したりもしていくのです。変化を感じた当初は、思いっきり揺れる振り子のように不安定だった体も心も、やがてそれなりのバランスが生まれて落ち着いてきます。

それまでがんばってきた女性だと、体調の不全を感じホルモン補充療法を受けて元気がでると、遅れをとりもどそうとするかのように前にも増して張り切ってしまったりすることもあります。しかし体力の衰えは気力ではカバーしきれませんから、しばらくするとまた疲労を感じて抑鬱状態になり、そのくり返しでさらに消耗するという悪循環に陥ったりします。

それほど極端ではなくても、女性にとって更年期とは、一度立ち止まって自分の人生をリセットするためのよい機会のような気がします。平均寿命がここまで延びた現在、

若いときのように全力投球で向かっていくには、人生は長すぎるのです。ホルモン補充療法やカウンセリングは、人生の半ばで、女性が更年期を経て新たな自分を獲得するときの、衝撃をやわらげるようなものなのかもしれません。

飛行機が乱気流のなかでのダッチロールを経て、再びスムーズな飛行を始めるように、女性一人一人が更年期を乗り越えてさらに充実した人生を送れるようになることを、私は願っています。

3章　気になるこの症状は、もしや病気?

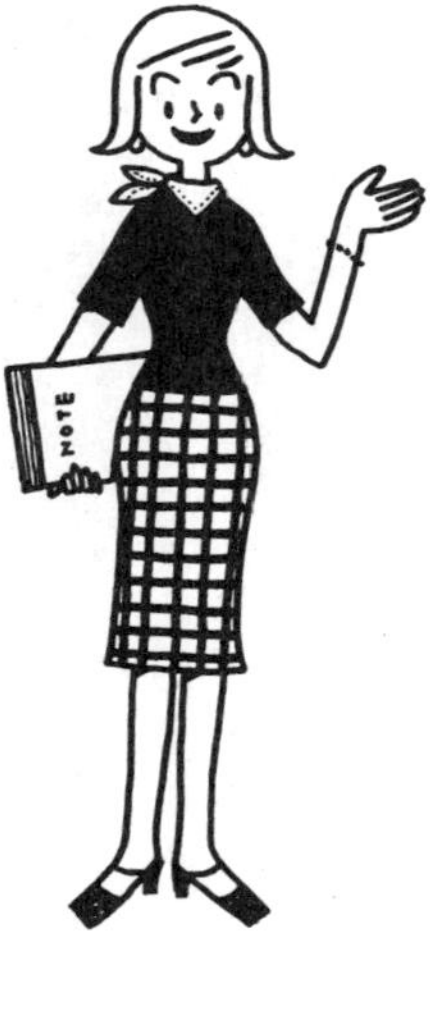

女性の病気には、女性特有の生理現象に基づくものが数多くあります。思春期、成熟期、更年期、高年期というライフステージによって異なる病気もありますが、「初経が早くなり、子供を産まない選択をしたり、産んでも少なかったりする」女性の生き方の変化がどの年代にも大きな影響を及ぼしています。月経が頻繁にくり返されることでPMS（月経前症候群）や子宮筋腫、子宮内膜症といった病気が増えています。女性の社会進出によるストレスも病気と無関係ではありません。

1・2章では女性のライフスタイルの中で起こる身体的、精神的な変化についてお話ししましたが、本章ではどの年代の女性とも関係が深い女性特有の病気についてとり上げ、早期発見と対処の方法をお話ししましょう。

月経のトラブル

思春期に初経を迎えてから閉経まで、女性は平均すると四〇年もの長い期間月経と関わります。月経をわずらわしいものと思う人もいるようですが、月経は実は女性の体がきちんと働いていることを示す大事なサインの一つです。だから、そのサインを正しく受け止めて、もし変調があったときは早めに対処することが重要です。

月経そのもののトラブルで多いのは、月経血の量、持続日数、周期です。

月経に伴うトラブルとして多いのは痛みや体の不快な症状です。

量や持続日数、周期は個人差があり、正常か異常かは自分ではなかなか判断しにくいのですが、一応の知識があれば判断の目安になります。以下は自分自身の月経を頭に浮かべながら読み進めていってほしいと思います。最初に月経そのもののトラブルから考えてみましょう。

◎月経血の量

月経のときに子宮から排出される血液のことを月経血といいます。血液といってもけがをしたときに傷口から流れ出る血とは違って、はがれ落ちた子宮の内膜と内膜をうるおしていた粘液、はがれたときに出た血液などが混ざったものです。それらがきれいに分解されて排出されます。

一回の月経血の量は五〇〜一八〇㎖といわれています。スプーン三、四杯の人もいればコップに一杯という人もいるのですから人によって差が大きいのです。

月経血の量を実際に測るのはむずかしいのですが、普通のナプキンが一時間もたない、外出が困難である、取り出したタンポンがしぼれそう、排尿のとき水道の栓をひねったようにジャーッと流れ出る、夜用のナプキンでもシーツをよごしてしまう、血のかたまりがボコボコ出る、といったような場合は量が多いと考えていいでしょう。

月経血の量が多いのは卵巣の働きが悪いほか、子宮筋腫や子宮内膜症などの可能性も考えられます。内膜や粘液は酵素によってサラサラの月経血になるのですが、量が多いと酵素の働きが追いつかなくなり、うまく分解されずにかたまりのまま出てしまいます。

量が多いという訴えに比べるとずっと頻度は少ないのですが、極端に量が少ないとい

子宮と膣の断面図（前から）

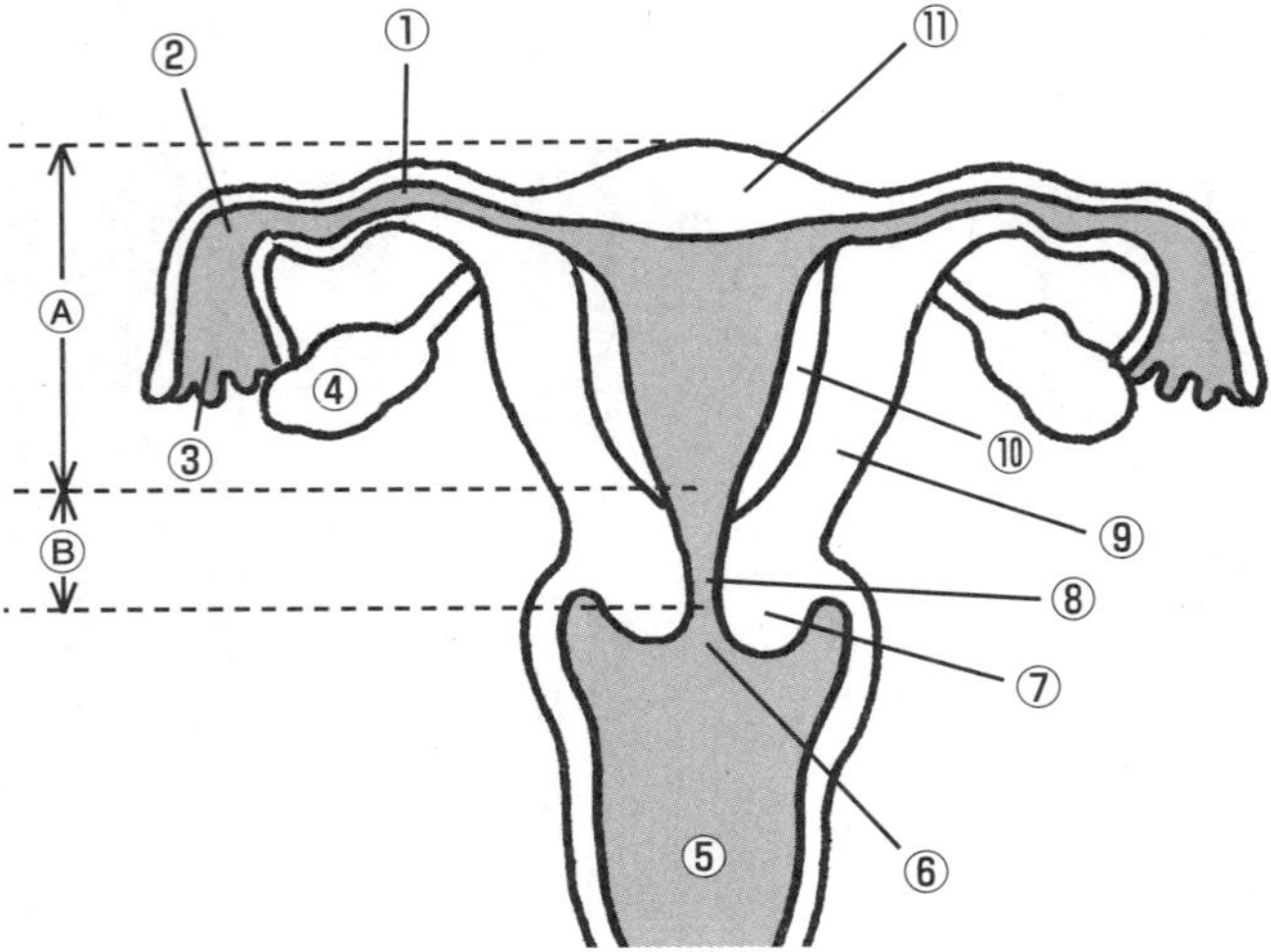

Ⓐ 子宮体部
Ⓑ 子宮頸部
① 卵管
② 卵管膨大部
③ 卵管采
④ 卵巣
⑤ 膣
⑥ 外子宮口
⑦ 子宮膣部
⑧ 子宮頸管
⑨ 子宮筋層
⑩ 子宮内膜
⑪ 子宮底

う人もいます。「少なくてラクチン」と気にしない人もいますが、大人の女性なら相応の量がないと心配です。

月経血の量が少ない原因は、卵巣の機能が不充分でホルモンが不足していることがまず考えられます。

また、人工妊娠中絶や流産の処置後、子宮の中で癒着が起こっている場合にも月経血の量が少なくなります。癒着は、もともとは離れている皮膚や膜などが炎症によってくっついてしまうことです。赤ちゃんがほしい人にとっては不妊の原因にもなります。いずれにしても一度診察を受けたほうがいいでしょう。

◎月経の持続日数

持続日数は四日から七日くらいが目安です。始まって二日目か三日目くらいにもっとも月経血の量が多くなり、だんだん減って五日から七日くらいで終わるというのがいちばん多いパターンです。

月経が八日以上続く場合は、量が多いときと同じで子宮筋腫や子宮内膜症の心配があります。逆にすぐに終わってしまう場合は月経血の量が少ないのかもしれません。思春期の場合は卵巣や子宮の発育不全が疑われますが、二〇代以後の女性では子宮内膜の癒

子宮と膣の断面図（横から）

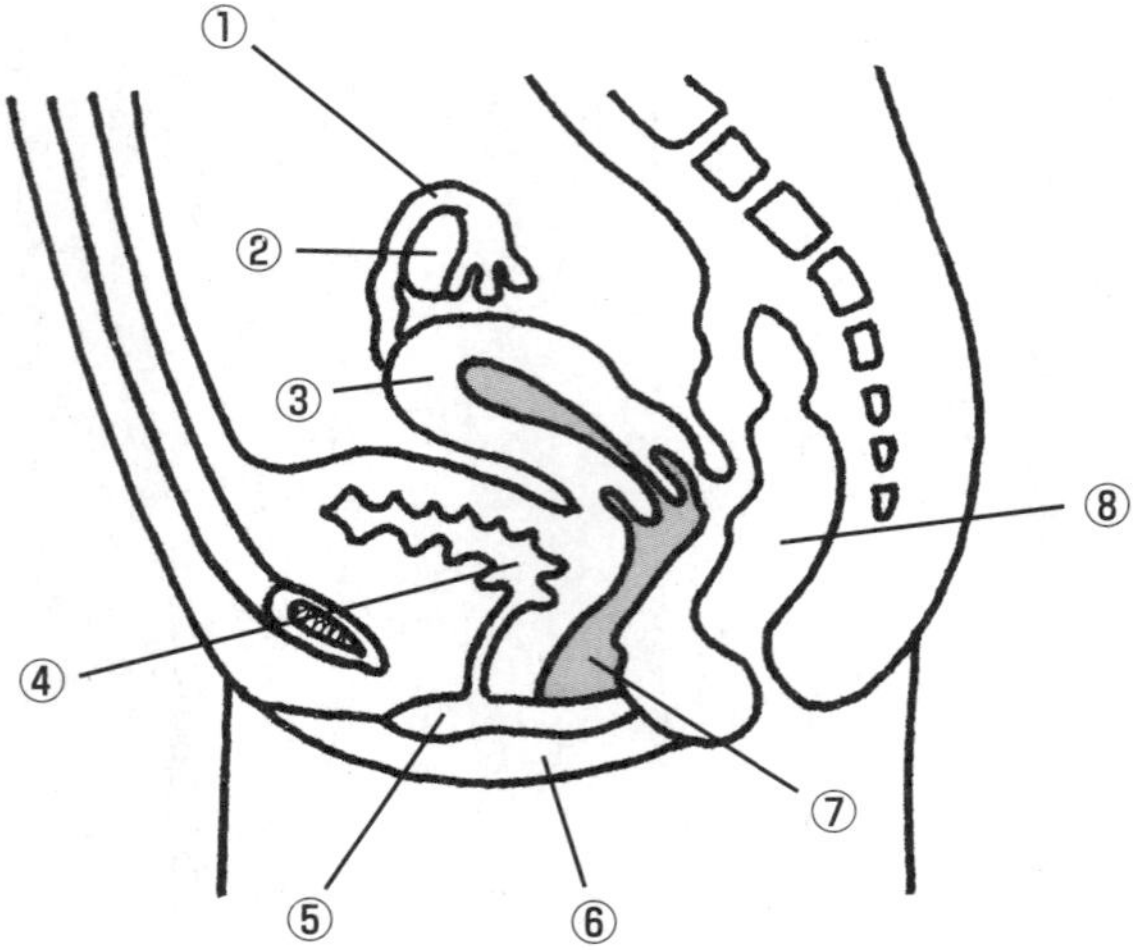

① 卵管	⑤ 小陰唇
② 卵巣	⑥ 大陰唇
③ 子宮	⑦ 膣
④ 膀胱	⑧ 直腸

着などが考えられます。

◎月経周期

月経周期とは月経開始の第一日目から次の月経開始の前日までをいいます。月経周期は卵巣のホルモンの働きによって決まり、二五〜三八日が一応の正常域です。ただし、毎月きちんと同じ周期で始まるとは限らず「先月は三〇日目だったのに、今月は二八日目で始まってしまった」というような多少のずれは心配ありません。月経の周期は体調や精神状態などによっても左右されますから、六日間くらいのずれは気にしなくていいでしょう。

月経の始まりである初経は、たとえると飛行機が離陸するようなものです。ちょっとガタガタしながら離陸する人もいれば、スーッと離陸する人もいます。ガタガタ離陸は月経周期が乱れる人というわけです。といっても、初経から五年くらいはガタガタ離陸でもあまり神経質になることはありません。卵巣の働きもまだ若葉マークつきで慣れていないのです。そのうちに卵巣の働きが安定してきて月経周期も定まってきます。

初経が飛行機の離陸なら、閉経は着陸です。四〇代後半になると排卵のリズムに乱れが起こり、卵巣からのホルモンの分泌が乱れて月経周期が変化します。短くなったり長

くなったり不規則になる人が増えてきます。量が多くなる人、逆に少なくなる人も出てきます。こうして着陸の準備が始まり、一年以上次の月経がこない場合を閉経と考えます。多少周期が不順になっても支障なくスムーズに着陸できる人、風を受けてちょっと横揺れしながら着陸する人、そして、中には車輪が出なくて突っ込んでしまうような人もいて（大出血など）、閉経のときの様子は人によってずいぶん差があります。

思春期のころや閉経前の月経周期の乱れは自然なことですが、問題なのは、初経後いったん順調になってから乱れてきた場合です。周期が不規則で一カ月に二度もあるとか、あるいは逆に二カ月に一度しかないとか、止まってしまったなどという場合、その原因の多くは女性ホルモンのアンバランスによるものと考えられます。

女性ホルモンのバランスは甲状腺機能の異常や糖尿病などの病気によって乱れることもありますが、それよりも多いのがストレス、過食や拒食などの食生活の異常、過激なダイエットによるものなどです。

ではなぜ、ストレスや過激なダイエットが月経を止めてしまうのでしょうか。そのはっきりしたメカニズムはまだ明らかにはなっていませんが、次のように推測されています。つまり、女性ホルモンをコントロールしている司令塔は脳にある視床下部ですが、そこには自律神経や食欲を管理する中枢が狭い場所にまとまってあるため、互いに影響

をおよぼしやすく、どこかに異常事態が起こるとほかの働きまで乱されてしまうというものです。ストレスがたまると食欲がなくなったり、逆にやけ食いをしたりすることがあるように、それまであった月経がときどきさぼったり、なくなったりしてしまうのです。

私は思春期の子供たちの診察もしていますが、むちゃなダイエットのために月経が止まってしまった女の子たちがしばしば相談にきます。急激に体重が減ると必ずといっていいほど月経がなくなります。一般的には二〜三カ月で元の体重の一五〜二〇％以上体重が減ると、無月経になるといわれています。

ダイエットによって体を維持するためのエネルギーが不足すると、脳や内臓など生命維持に不可欠なところを優先させて卵巣などの生殖器官の働きを一時ストップさせてしまうため、月経が止まってしまうのです。生殖機能よりも本人の生命維持を優先させるというわけです。月経がなくなったことをそれほど気にしない女の子もいますが、もともと備わっている生殖機能がストップしてしまうのですから女性の体にとっては一大事、とても困ったことです。月経がないのは卵巣からのホルモンの分泌が少ない状態が続くということです。体の不調はもちろん、不妊につながることもあります。

女性ホルモンのエストロゲンは女性の体を美しくいきいき保つためにも大事なもので

す。分泌が減るとどこかにしわ寄せが出てきて、たとえば髪の毛の艶が失われる、体毛が薄くなる、肌のはりがなくなる、体力がなくなるなど……うれしくないことが起こります。また、エストロゲンは骨の新陳代謝に関係していて、破骨細胞と呼ばれる骨を溶かす細胞の働きを抑えています。そのため、不足すると骨からカルシウムが溶け出してスカスカになり骨折しやすくなります。見かけは二〇代なのに骨の状態は六〇代、という若い女性が最近は珍しくありません。

卵巣からのエストロゲンは充分出ているのに、子宮の内膜が炎症を起こして癒着したために無月経になることもあります。流産のために子宮内をきれいにする処置を受けたあと、月経がなくなったと診察室を訪ねてきた人がいます。診察すると内膜に癒着がありました。手術のときに内膜が傷つき、その部分が癒着したのでしょう。人工妊娠中絶を受けたときも同じような癒着が起こることがあります。

無月経の期間が長くなればなるほど治療に時間がかかります。脳の中枢や卵巣が、わかりやすくいえばさびついてしまうからです。その結果、妊娠・出産という生殖能力を損なうほか、骨粗鬆症を招くなど健康に大きな影響があります。無月経を放っておく期間が長くなればなるほど治りにくくなり、最悪の場合治らないということもあるのです。

三カ月以上月経がなかったら、迷っていないで婦人科を訪ねてほしいですね。

◎月経にともなう痛み

　お産のとき、赤ちゃんは子宮が収縮することによって（これが陣痛です）母体から産み出されるのですが、子宮収縮の合図を送るのが下垂体から分泌されるオキシトシンというホルモンと、子宮壁から分泌されるプロスタグランデンという物質です。プロスタグランデンは月経のときにも分泌され、子宮が収縮することによって月経血が排出されます。ほどよく分泌されてほどよく収縮していればいいのですが、必要以上に分泌されると子宮が強く収縮して、おなかや腰が痛くなったりします。

　思春期の月経の痛みは、このホルモンの過剰な分泌によることが多いのです。どれくらいのホルモンの分泌がちょうどいいのかはまだよくわかっていないために、よけいに分泌してしまい、痛みが起こるのです。

　体が成熟するにつれてホルモンの働きは順調になり、月経痛はおさまってくることが多いのですが、いったん順調になったのに、いままでとは違う痛みが何カ月も続く場合や月ごとに痛みがどんどん強くなってくるような場合は、子宮内膜症や子宮筋腫、卵巣腫瘍などの病気が潜んでいることも考えられます。「おなかの中で何か起きている」と疑ったほうがいいかもしれません。目安として、鎮痛剤を使ってもおさまらないような

ときや、日常生活に支障が出るような痛みや吐き気があるときはがまんしないで婦人科の診察室を訪ねてください。

鎮痛剤といえば、年代にかかわらず「薬は飲みたくない」と痛みをがまんしている人がかなりいます。中には体質によって薬を飲んではいけない人もいますが、量を守って正しく飲めばけっしてこわいものではありません。「薬は体に残って赤ちゃんに悪い影響を与える」「くせになると効かなくなる」などと心配する人もいますが、薬の不必要な成分は体外に排泄されますし、一カ月に一度か二度飲む鎮痛剤がくせになることもありません。薬が効かない場合はくせになったからではなく、ほかになにか原因があると考えていいでしょう。

カイロなどでおなかをあたためて家でゆっくりしていれば治る、という人はそうすればいいのですが、それができなかったり、そうしても治らなかったりする人は痛み止めの薬に助けてもらうことも悪くないと思います。

痛みを軽くする薬として効果があるのは、子宮収縮ホルモンを抑える働きをするものです。飲み方のポイントは、「痛くなりそう」というときに早めに飲むこと。子宮収縮ホルモンが分泌される前に先手を打つのです。市販の鎮痛剤にもこの成分が含まれています。

◎月経にともなう体の不快な症状

月経前から月経にかけてはとくにホルモンの変動が集中して起こっています。視床下部にはこれまでお話ししてきたように自律神経の中枢もあります。自律神経が乱れると頭痛、めまい、のぼせ、動悸、肩こりなど、体の変調が起こりやすくなります。疲れやすい、食欲がないと訴える人もいます。

月経の直前になるとホルモンの働きによって子宮は妊娠初期のように少し大きくなるのですが、人によってはそのために骨盤内の血管が圧迫されて鬱血を起こしやすくなり、腰のだるさや痛みにつながります。

調子が悪いときは、おなかをあたためたり体を動かしたりして骨盤の鬱血を改善する、好きなことをして気分を変える、上手に薬を使うなどして、少しでも楽になるようにあれこれ試してみましょう。血行をよくする漢方薬が有効なこともあります。

◎不正出血

月経とは関係のない不規則な性器からの出血を不正出血といいます。不正出血は大きく分けて、卵巣の働きが低下してホルモンがアンバランスになることで起こるものと、

子宮およびその周辺に病気があるために起こるものの二つ。子宮の病気は子宮腟部びらん、子宮筋腫、子宮内膜症、子宮頸管ポリープ、子宮がんなどです。

更年期は月経が不順になりがちなため、出血が月経不順によるものなのか、それとも不正出血によるものなのかの判断がむずかしくなります。出血の量が少なくても、素人判断はしないで受診をしたほうが安心です。

出血した血の色が黒ずんでいることをひどく気にする人と、黒いものだから出血ではないと自己判断してしまう人がいます。どちらも正しいとはいえません。黒ずんでしまうのは出血が少ないために空気中の酸素にふれやすく、血液中の鉄分が酸化するためです。おりものに少量の血液が混ざっていたとき、「少しだからだいじょうぶ」と考えるのは間違いです。おりものが茶色っぽくなっているのも血液が混ざっているためですから、見逃さないようにしてください。どれも不正出血ですから早めに受診したほうがいいのです。

おりものについても少しふれておきましょう。

おりものは子宮頸管から分泌される粘液と、腟からの分泌物が混ざり合ったものです。口の中にある唾液と同じでだれにもありますが、量が多かったり少なかったりは個人差があります。エストロゲンの影響でおりものにもサイクルがあります。月経後から排卵

期にかけて量は増えていき、排卵のときにもっとも多くなり、精子が通りやすいように伸びのいい状態になります。排卵が終わってプロゲステロンの分泌が多くなると量は減ります。

子宮内膜や子宮頸管の炎症、性感染症（ＳＴＤ）、子宮がんなどがあると、おりものの量が増えたり、色が変わったりします。

PMS

女性の体は女性ホルモンの働きによって周期的に変化しているとお話ししました。月経前から月経にかけてはその変動が大きいためにさまざまなトラブルが起こりやすくなります。月経のときのトラブルは「月経が原因」と思い当たるのですが、月経前の変調を月経と関連して考える人は少なく、理由がわからないためによけいイライラしたり、落ち込んだりということもあるようです。

月経の一〇日ないし数日前から起こり、月経が始まると自然に解消したり軽くなってしまう症状はＰＭＳ（premenstrual syndrome）と呼ばれています。日本語では月経前症候群といわれ、同じようなトラブルでも月経中に起こるものとは区別されています。

排卵後から月経までのあいだに、同じ症状が定期的に現れる場合はPMSが疑われます。

PMSは女性の二〇～四〇％にみられるといわれています。自分の変調がPMSと気づいていない人もいますから、この数字はもっと増えるかもしれません。多くの女性が悩まされているにもかかわらず、まだあまり認知されていないのが現状です。

PMSにはさまざまな症状がありますが、私の場合は眠けでした。学生時代、月経の前になると眠くて眠くてしかたがなかった……。勉強しなければならないことは山ほどあるのに、ついつい眠ってしまうので、「女性だけが月経のたびにこんな目にあうなんて不公平だ！」と真剣に悩み、頭にきたものでした。ところが医師になったあと、性教育に関わる男性の仲間から「思春期のころは猛烈な性欲と闘っていて、勉強どころではないこともしょっちゅうあった」と聞かされて、「男の子もなかなか大変なんだ」と同情しあったことがありました。

月経前のイライラもPMSのポピュラーな症状です。ある三〇代の女性は「そうなんです。ふだんは気にならないことも月経の前は気にさわって夫や子どもについ当たってしまいます。このごろは家族からまた始まった、という目で見られるのでそれがまたイライラの原因になったりします」と話していました。

ほかには、おなかが痛い、腰が痛い、頭が痛くなる、手足がむくむ、乳房が張る、疲

れやすい、食欲増進、食欲不振などがあげられます。精神的なことに影響が出て不安になったり、無気力になったり、軽い鬱状態になったりということもあります。

日本では社会的に問題になるような症例は今のところないようですが、女性の社会進出とともに影響が心配されます。


ＰＭＳがどうして起こるのか、原因は充分にわかっていませんが、排卵後に分泌が減るエストロゲンと分泌が増えるプロゲステロンのバランスが悪いために「体に水分をためる傾向が起こるためではないか」と考えられています。ホルモンは全身に働きますが、人によって出方も量も少しずつ違います。そのため異なるさまざまな症状が出るのです。

不適切な食事やストレスもＰＭＳに関係するといわれています。

眠けを誘う正体はプロゲステロンです。プロゲステロンはある種の鎮静作用があり、妊娠初期には多量に分泌されます。

生活環境の変化やストレスなど、精神的な原因も考えられます。診察室で話を聞くと、大学に入って一人暮らしを始めた、就職して急に忙しい生活になったなど、生活のサイクルが変わってストレスが生じＰＭＳの症状が出るようになった人がけっこういます。

家にいるときは休養することができて軽くすんでいたのに、働き始めてそれができなく

なり症状を重くしている人もいます。

そもそもＰＭＳが注目されるようになったのは、働く女性が増えてトラブルが目立つようになってきたからだと思います。

診察室には若い人だけでなく、三〇代、四〇代の人も相談にきます。生活に対する不満や夫に対するうらみつらみがＰＭＳの症状を重くしている例が、私の知るなかでもかなりあります。なにもかも「精神的なもの」と片づけてしまうのは問題ですが、影響は少なくないといえます。

では、ＰＭＳを軽くするにはどうしたらいいでしょうか。

いくつかのポイントがあります。まずは、ＰＭＳについて認識することです。漫然といやだなと思っていたことが、「月経の周期と関連して起こる体の変調」と理解するだけでも気持ちの持ち方は違ってきます。原因がわかると対策が立てやすくなるはずです。

ポイントの二つ目は食生活です。ＰＭＳの人の中には、月経前になるとチョコレートが無性に食べたくなったり、コーヒーを飲みたくなったりするという人がいます。しかし、砂糖やカフェインが多く含まれている食べ物、飲み物はＰＭＳの症状を重くすることがわかっています。塩分や脂肪の多いもの、辛いもの、アルコールなどのとりすぎに

も気をつけましょう。

忙しすぎる生活も見直しましょう。睡眠不足は大敵です。つらい時期はできるだけ気楽に過ごせるように、あらかじめスケジュールを立てておくといいですね。

好きな音楽を聴く、アロマテラピーを楽しむ、スポーツで快い汗を流す、お気に入りのアクセサリーを身につけるなど方法はなんでもいいですから、気持ちがリラックスできることを実践しましょう。

アメリカで行われた調査結果があります。PMSの女性に食生活を改善する、ストレスを解消する、適度の運動をするなどのセルフケアを実践させたところ、七〇%の女性に症状の改善がみられたそうです。

家族やパートナーにPMSのことを理解してもらうことも大事です。「月経前はおこりっぽくなる」と話していた女子大生がいました。それがPMSであるとわかったとき、彼女は彼にそのことを告げました。すると以後は彼の対応がやさしくなり、症状が軽くなったといいます。「以前は彼のほうも突っかかってきてイライラが倍増したのですが、PMSのことを話したあとはうまく受け流してくれるようになりました」

本当は職場の男性にも理解をしてほしいところですが、現状ではまだまだ時間がかかりそうです。私は将来のために、せっせと中学生や高校生の男の子に「女性の体と心」

について講演しています。講演のあと、「女性って大変なんですね。もっとやさしくしようと思います」と感想を書いてくれるやさしい男の子も相当数いて心強い限りです。

いろいろコントロールしてみて、それでも日常生活に支障が出るくらい症状が重いときは治療が必要です。がまんせずに私たち医師を上手に活用してください。

子宮筋腫

子宮筋腫は、小さいものも含めると三〇～五〇代の女性の四～五人に一人はもっているといわれます。子宮筋腫は子宮にできる良性の腫瘍です。わかりやすくいうと、子宮をつくっている筋肉が増殖してかたまりになったできものです。子宮にできたこぶとでもいえばイメージしやすいでしょうか。婦人科の腫瘍の中ではもっとも多いもので、女性が数人集まると「私も筋腫をもっています」と聞くことがよくあります。

腫瘍と聞くとまずがんが頭に浮かびますが、子宮筋腫は良性の腫瘍ですから命に関わることはほとんどありません。また、時間がたっても悪性に変わることもありません。筋腫をもちながら気がつかないままの人もいます。そういう意味では気楽な病気なのですが、人によっては気楽だといっていられないつらい症状に悩まされます。

子宮筋腫でもっとも出やすいトラブルは月経に関するものです。

「月経の期間は以前と変わらず五～六日ですが、出血量が多いのです。昼間でも夜用のナプキンが必要ですし、いちばん多い日は心配で外出もできません」

「月経がダラダラと一〇日以上も続きます。痛みはないのですが、体がだるくていやになります」

「閉経が近いので不順になったのかしらと思っていたのですが、トイレに行くとサーッと流れ出るような感じで、ときには血のかたまりもみられます。おなかが差し込むようにキューッと痛くなることもあります」

このように、受診した人たちの多くは月経の量が多い、出血が長く続く、月経のときにおなかが痛むなど月経のトラブルを訴えます。

筋腫のできる原因や発生のしくみはまだよくわかっていないため、出血量の多くなる理由も明らかではないのですが、いくつか推測はされています。

その一つは筋腫というできものが子宮の内側に飛び出しているために子宮内膜の表面積が大きくなり、はがれる内膜も増えて月経の量が多くなるというものです。子宮内膜が厚くなって充血するので、排出する血液の量が多くなるという説もあります。

子宮筋腫のいろいろ

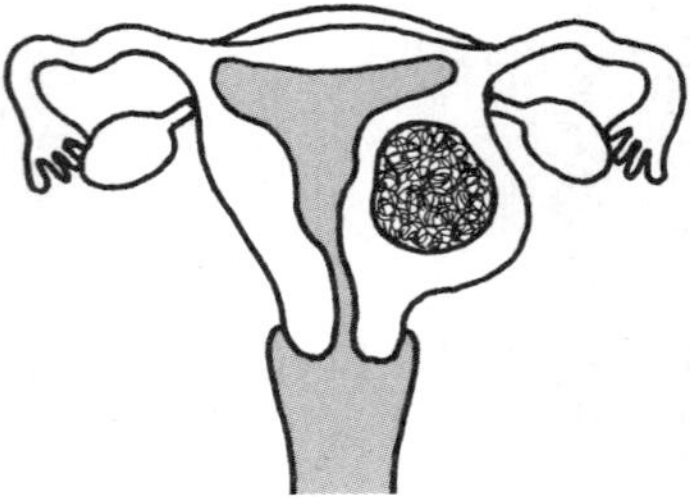

子宮筋層の中
にできる筋腫

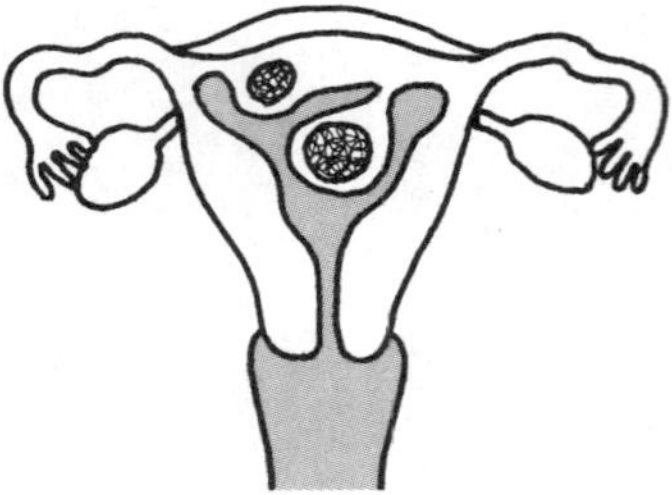

子宮内膜のすぐ
下にできる筋腫

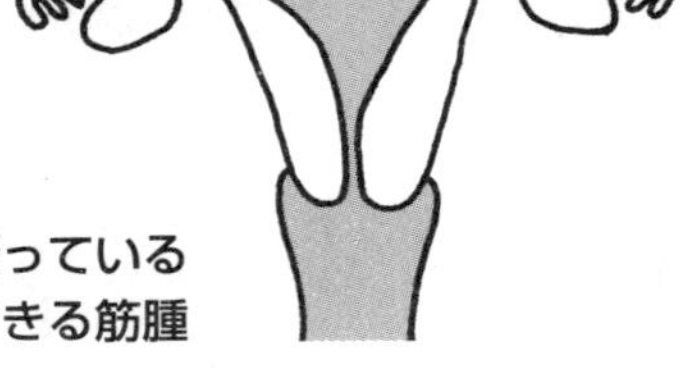

子宮表面を覆っている
漿膜の下にできる筋腫

また、筋腫のできている部分の血行が悪くなり、子宮内に血が停滞して出血量が増えるのではないかともいわれています。

出血の量が増えるので、ふつうなら四日から七日くらいで終わる月経が長く続いてしまうということにもなります。血のかたまりが混ざっているのは出血量が多いためです。月経血は排出しやすいように酵素の働きによってサラサラになるのですが、量が多いとうまく分解されずにかたまりのまま出てしまいます。

月経のときにおなかが痛くなる人もかなりいます。たくさんの月経血を排出しようとして子宮が収縮するとき、筋腫が刺激されて痛みにつながるのです。鈍い痛みだったり、キリキリした痛みだったり痛み方は人によってさまざまですが、子宮内膜症のような激しい痛みが起こる人は少ないようです。

月経血の量が多い、頻繁に月経になる、どちらの場合にも貧血につながりやすくなります。そもそも女の人は筋腫がなくても毎月の月経によって貧血になりやすく、そのため逆に体が貧血の状態になれていくので気がつきにくいという困った問題があります。筋腫のために毎月少しずつ貧血が助長されるとようやく、なんだか疲れやすい、階段を上り下りするときに息切れや動悸がするなど、具体的な症状が出てきます。私たち医師

は「原因不明の貧血はまず筋腫を疑え」と認識しています。

筋腫による貧血は、たとえると子供が持ち出しを続けるために元金が少なくなっていく貯金のようなものです。自分では今までと同じように貯金しているつもりなのに少しずつですが貯金を上回るお金を持ち出されているために、二年三年とたつうちに残高が減少してしまうのです。気がつかないうちにというのがこわいところです。道楽な子供が一挙に大金を持ち出すと、はっきり気づくでしょうが、それはそれでまた別の心配もありますね。女性の貧血にはいくつか原因があげられますが、筋腫の可能性もあることを覚えておいてください。

筋腫が増大し、子宮が大きくなるとトイレが近くなったり、尿が出にくくなったり、便秘になったりすることもあります。それは、大きくなった子宮が前にある膀胱や後ろにある直腸を圧迫するためです。神経を圧迫して腰や足に痛みが出たり、血行を悪くして足がむくんだりということもまれには起こります。

「このごろおなかが張る」と感じたり、「ふと気がついたらおなかにしこりがあった」とわかって受診したら、筋腫が見つかったという人もいます。

なぜ筋腫ができるのか、科学的なメカニズムはわかっていませんが、筋腫の発育に女

性ホルモンが関わっていることは認められています。女性ホルモンの分泌が活発になる年代には筋腫ができやすく、ホルモンの影響を受けて大きくなります。そして、ホルモンが減少していく更年期になると筋腫は大きくならずに、閉経するとわずかですが小さくなります。また、あってもいたずらをしなくなります。

筋腫は頸部にできるものは少なく、多くは体部にできます。筋腫には筋層にできて大きくなっていくもの、外側に向かってこぶのように出っ張っていくもの、子宮内膜のすぐ下に発生するものがあり、数も一個だったり複数だったりいろいろです。私が診察した中でいちばん多かった人は大小合わせて四〇数個の筋腫をもっていました。

大きさでは小さいもので米粒、大きいものでは小玉すいかくらい。私の患者さんの中に小玉すいかほどの大きさの筋腫をもっている人がいましたが、なんの症状もなかったので手術はせず、定期的に様子をみていました。閉経して一〇年後にはメロンくらいの大きさになり、二〇年後には握りこぶしくらいになりました。そういう人もいます。

治療は大きく分けると次の三つです。

・定期的に診察を続けながら様子をみる
・薬を使って卵巣の働きを休ませる

・手術をする

筋腫があっても日常生活に支障がなく、貧血も出ていない場合、あるいは閉経が近い場合などは、診察を続けながら様子をみます。

薬での治療は脳の中枢から下垂体へ出る指令をストップさせて、卵巣を刺激するホルモンが分泌しないようにするものです。女性ホルモンが分泌されないので筋腫は大きくならず、月経もきません。月経のつらさから解放される上に出血がないので、ふつうに食べていれば血液の貯蓄ができて貧血も改善されます。投薬の方法としては注射や飲み薬のほか、鼻の粘膜にシュッシュッと噴霧する点鼻薬があります。

治療期間は四〜六カ月。閉経が間近な四〇代後半の人にはとても適した治療法です。けれどもホルモンの分泌がまだ盛んな若い人の場合には、治療をやめるとまた卵巣が活発に働いてホルモンをたくさん出すので大きくなる可能性が高く、治療をしている間は妊娠できないので慎重に考えなければなりません。

状況によっては手術がベストという場合もあります。出産を終えていて筋腫が大きく周囲の臓器に影響を及ぼす、症状が重く薬では治らない、年齢が若く筋腫が不妊や流産の原因になっている、などのときです。

手術は筋腫だけをとる方法と、子宮全体をとる方法があります。筋腫をとるのは、た

とえていうとお弁当箱に詰まっている栗ご飯から栗だけ何個かとり出して、残ったご飯をきれいにならしてしまう感じです。お弁当箱のご飯に支障がないのと同様、残った子宮にも影響はありません。

筋腫のできている場所によって、子宮を温存することがむずかしかったり、再発が予想される場合、加えて出産が終わっている場合には、私たち医師は子宮をとる手術をすすめます。それでも、患者さんに子宮を残したいという希望があれば、できるだけ残すほうに努力します。

ただ、子宮は女の命である、子宮をとったら女でなくなる、といった間違った観念にとらわれて固執しているようだったら、そこはよく話し合います。子宮は子供の宮と書くとおり子供がそこに宿るのが役割であり、女性にとってのシンボルと考えている人もいますが、子宮がなくても女性としての生き方が変わることはないはずです。手術によるプラスとマイナスをよく考えてかしこい選択をしてほしいと思います。

子宮をとる手術は婦人科ではもっとも頻繁に行われ、心配も少ないものです。ふつうに食事もできるし、手術の翌日には歩くこともできるので病室はいたって明るいですね。にぎやかに情報交換がされていて、同室の人たちが後々までなかよくグループをつくっている例もあります。

一般的には手術から七日目で抜糸、八日目にシャワー、九日目くらいには退院できます。今は横に切ることが多いので手術の跡はおなかのひだに隠れて目立たなくなる人が多いようです。

よほどの癒着がない限り卵巣は残しますからホルモンは今までどおり分泌し、排卵も起こります。「子宮がなくなると排卵された卵子はどうなるのですか」と尋ねられたことがありますが、卵子は白い紙に鉛筆の先でつけた黒い点ほどの大きさですからおなかの中で吸収されて、なんの影響もありません。

どんな病気でもそうですが、筋腫も早期に発見して適切に対処することが大事です。そういう意味では一年に一度、子宮がんの検診を受けるといいでしょう。がん検診はがんだけでなく、同時に子宮や卵巣の大きさ、筋腫の有無なども調べます。筋腫は問診と内診でだいたい見当がつきますが、最終的には超音波検査などで大きさや位置を詳しく調べて、診断を下します。

子宮内膜症

「市販の鎮痛剤を飲んでも月経の痛みはおさまらず、ピークのときはウンウンうなって

しまうほどです。毎月一日はそのために会社を休んでしまいます」

「月経が始まる前からおなかが痛くなり、ひどいときは脂汗が出て、体がよじれてしまうほどです。痛みは激しくなる一方で、いまは腰や背中まで痛くなってきました」

「月経は若いときからずっと順調だったのに、半年ほど前から狂ってしまいました。出血が多いときはトイレから出られないくらいです。ダラダラと出血がいつまでも続いて一〇日以上にもなってしまいます。痛みは強くはないのですが、月経のあいだ鈍い痛みが続きます」

このように、子宮内膜症によって起こるトラブルには月経に関することなど子宮筋腫と共通したものがあります。筋腫の場合は痛みを伴わないこともありますが、内膜症の場合には激しい痛みがあり、それも月を追うごとに強くなっていくのが特徴です。

代表的な症状は次のようなものです。

・月経血の量が多く、出血が長く続く
・月経のときにおなかが痛い
・おなかが張った感じがする

子宮内膜症は子宮筋腫ほどポピュラーではありませんが、世界的に急増している病気です。筋腫に比べると二〇代の若い女性にも増えていて、高校生にもみられます。発症

子宮内膜症のできやすい場所（∴の部分）

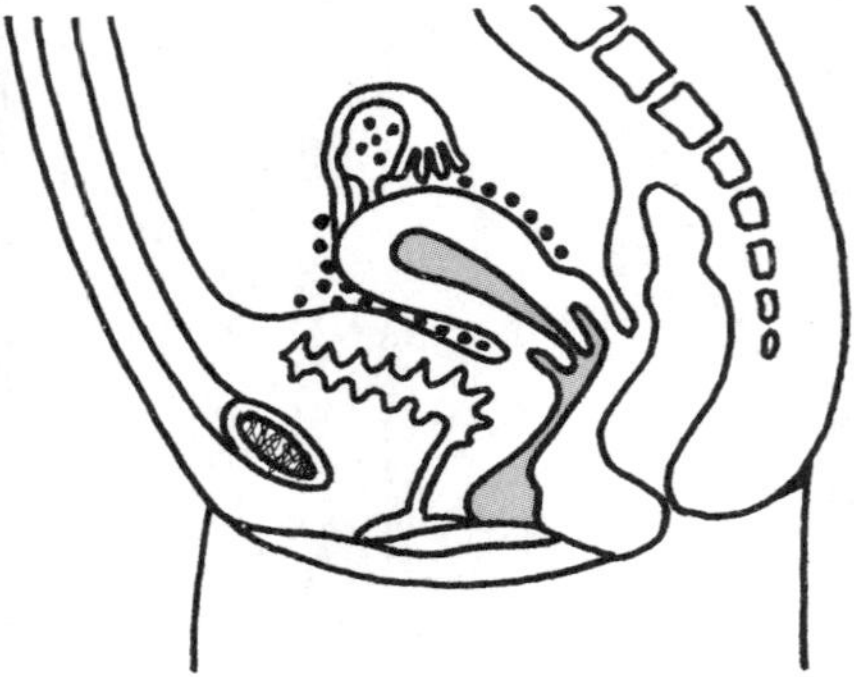

子宮腺筋症のできる場所（∴の部分）

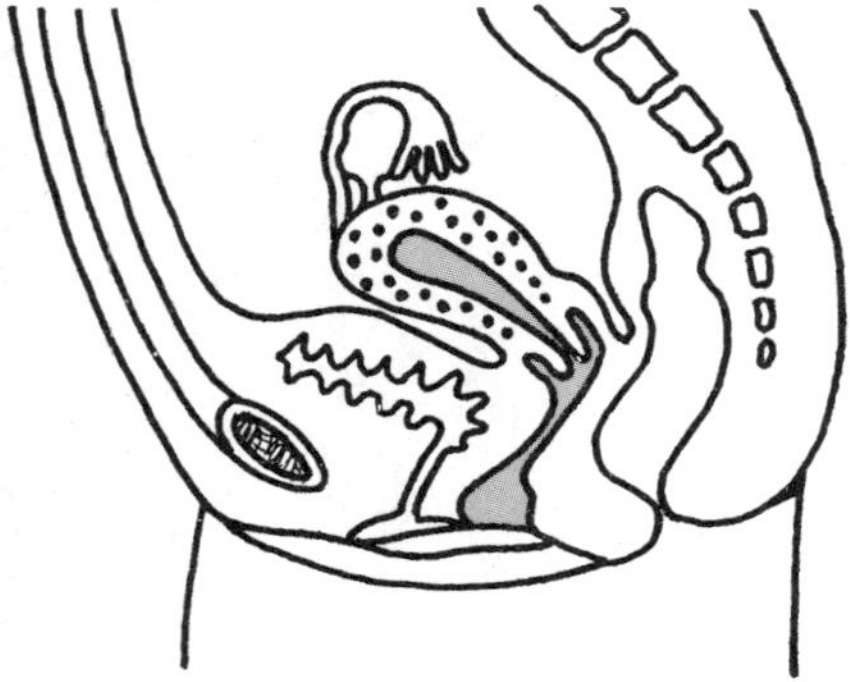

の年齢が以前に比較すると若くなっているというのが診察室での印象です。

子宮内膜は子宮の内側をおおっている膜のことで、毎月、二つの女性ホルモンの影響を受けて周期的に変化します。月経が終わるとエストロゲンの影響を受けて厚みを増し、排卵をすぎるとプロゲステロンの影響も受けてふわふわな毛布のようにやわらかくなり妊娠に備えます。妊娠しなかった場合は二つのホルモンの分泌量が減少するため、厚くてやわらかい状態を維持できなくなりはがれ落ちます。このはがれ落ちた内膜に、粘液や血液が混ざって排出されるのが月経です。

このようなプロセスは通常は子宮の内側だけで起こります。しかし、この子宮内膜の組織が子宮の内側以外の場所、たとえば卵巣内や子宮の周辺、子宮の壁（筋肉の中）、子宮から腰につながる靭帯などに迷い込んできて増殖するのが子宮内膜症です。内膜の組織が腹膜の壁や膀胱、直腸、はてはおへそや肺に見つかることがあります。最初は血豆みたいなものですが、月経のたびにホルモンの影響を受けて出血し、血豆ではすまなくなります。

子宮内膜症は内膜組織のできる場所によって三つに分類されています。

卵巣や卵管などに発生したものは子宮内膜症、子宮の筋肉の層の中に発生したものは子宮腺筋症、おへそや膣、膀胱や直腸などほかの臓器に発生したものは腹膜外子宮内膜

症と呼ばれます。近年では定義的には子宮腺筋症と腹膜外子宮内膜症を子宮内膜症には含まないことになりましたが、ここではわかりやすくするために三つをまとめて広義の子宮内膜症としてとらえます。

子宮内膜症は良性のもので、がんなど悪性の病気に変化することはありません。けれど癒着などにより体がよじれるほどの痛みが続く人もいて、子宮筋腫以上につらい症状が起こります。

また、癒着がひどくなると不妊の原因にもなります。

では、なぜ正規の場所以外にできた内膜の組織がそれほど激しい痛みを引き起こすのでしょうか。

こうした内膜組織は発生した場所は異なっても、もとの子宮の内膜のコピーといえるものですから、ホルモンの影響のもとで毎月の月経のサイクルに合わせて増殖し、やがてはがれ落ちて出血します。体のあちこちにできていればそれぞれの場所で出血し、その刺激によって痛みが生じます。信じられないような話ですが、おへそのわきにできた内膜症からジクジクと月経のたびに出血していた人や肺にできた内膜症のために毎月喀血していた人が実際にいました。

子宮の筋層にできた内膜が出血をくり返すと子宮はだんだんにふくらんで大きくなり、その刺激でやはり痛みが生じます。

卵巣に内膜症ができるとそこでも出血がくり返されます。月経と違って出口がないため血液が卵巣内にたまって袋状になっていきます。やがてチョコレート色をした古い血液でいっぱいになります。これがチョコレート囊胞（のうほう）と呼ばれるものです。名前はチョコレートですが、うれしくないプレゼントです。

卵巣に囊胞ができて圧迫されると排卵がじゃまされ月経不順になりそうですが、私たちの体は生殖活動を優先するようなしくみにつくられています。ですから、かなり大きい袋で圧迫されても卵巣の正常な部分が機能してちゃんと排卵し、受精しなければ月経が来ます。逆に月経が順調にあるので異常に気づきにくいのです。

内膜組織は、子宮の筋肉の壁の中では細胞の中に散らばっています。私はよくゴマ塩ご飯のお弁当を例にあげて説明するのですが、白いご飯に混ざったゴマのようにたくさんのつぶつぶになってしまうのです。つぶが大きいのはブルーベリーに似ていることからブルーベリー斑などとも呼ばれます。

正規の場所以外で出血するだけでも困ったことなのに、内膜症の場合はさらに大きな

問題があります。それは癒着です。体のあちこちにできた内膜組織が月経の周期に従ってはがれると、その部分は傷つきます。すると、あわてて修復のしくみが働いて近くの腹膜や臓器にくっつきます。子宮の近くには膀胱や直腸がありますから、腸と子宮がくっついたり、あるいは膀胱と子宮がくっついたりすることもあります。ねじれたり引きつれたりしながらくっつくことが多いので、こうした癒着は月経時以外の不快感や痛みの直接の原因になります。腸とくっつけば排便のときに、膀胱と癒着すれば排尿のときに痛みを感じるようになりますし、腰につながる靭帯と癒着すれば腰痛を起こします。

また、子宮のまわりに内膜症ができて癒着していると、性交時にその部分が引っ張られるなどして、肛門にまで響くような下腹部の痛みが起こります。


子宮内膜症の原因はまだよくわかっていません。遺伝的な要因が強いという説、月経血が卵管を通って腹膜内に逆流し内膜のかけらがそこで増殖するという説などがあります。

原因は不明ですが、確かなのは女性ホルモンに強く影響されるということです。筋腫では子宮の大きさが月経の前後で変化することはありませんが、内膜が子宮の筋肉の層の中に散らばってできる内膜症では女性ホルモンが多く分泌される月経前には子宮が大

きくなり、月経が終わると小さくなります。

子宮内膜症が急増したのは、女性のライフスタイルの変化による影響が大きいと考えられています。昔の女性は出産回数が多く、授乳期間も長かったので、少なくともその間は内膜が増殖することはなかったのです。加えて、妊娠中に胎盤から分泌される多量のホルモンがあちこちに飛んだ内膜の組織を萎縮させることがわかっています。昔は赤ちゃんをたくさん産みましたから、子宮内膜症の広がるひまがなかった、というわけです。初経年齢が低くなり、しかも少子化で一生の間に月経を四〇〇～五〇〇回も経験することになる現代の女性は、子宮内膜症になりやすい環境にいるといえます。

子宮内膜症の治療には子宮筋腫と同様に、女性ホルモンを抑える方法があります。薬によって卵巣を刺激するホルモンの分泌を抑え、無月経の状態をつくり出すのです。女性ホルモンの影響を受けなくなると内膜は増殖できず、病気も進行しないためつらい症状は軽減します。投薬の方法は注射、飲み薬、点鼻薬などがあります。

ホルモンの分泌を抑制する治療を行っても、効果が上がらない、再発がくり返される、という場合には手術が考えられます。もっともよく行われているのは、腹腔鏡でおなかの中を映し出して癒着をはがしたり、チョコレート囊胞を取り出したりする方法です。

この方法はおなかを切らなくてもできます。またレーザー光線を使って、ブルーベリー斑などの小さなかたまりを熱で凝固させる治療法も用いられます。

重症で、薬による改善が見られず、子供はもう望まないという場合は、子宮や卵巣を摘出する方法が選ばれます。

子宮内膜症を予防する方法はあるのでしょうか。

月経時の痛みを「月経だからしかたがない」とがまんする人が意外に多く、それが病気を進行させることにつながっています。鎮痛剤が効かない痛みや、だんだんにひどくなる痛みのある人は診察を受けてください。周囲の年配の人の中には「お産はもっと痛いんだから月経の痛みなんかがまんしなさい」などという人がいるかもしれませんが、痛みをがまんする必要はありません。病気を軽いうちに見つけられれば、治療が早く始められ、それだけ負担が軽くなります。

子宮内膜症は、子宮や卵巣を温存する治療法では再発率の高い病気です。どうすれば予防できるか、再発を防げるかは残念ながらまだわかっていません。糖尿病などと同じように上手にコントロールしながらつきあっていくしかないのです。

ストレスが関係しているという学者もいます。ストレスによって免疫の働きが異常に

なっているときに内膜症が起こりやすくなるという考え方です。痛みもストレスもがまんしないほうがいいようです。

子宮内膜炎

子宮内膜炎は子宮内膜に細菌やウイルスが感染して炎症が起こる病気です。名前が似ているので子宮内膜症と間違えやすいのですが、内膜炎は炎症ですから、歯ぐきに炎症が起きてズキズキ痛んだり熱を持ったりするのと同じで、痛んだりはれたりします。おなかが張る、熱が出る、腰が痛い、おりものが多くなる、性交時に出血する、などの症状も起こります。

性交のときに腟から大腸菌やぶどう状球菌が侵入して起こるのがもっともよくある例です。タンポンやコンドームの出し忘れが原因で炎症を起こすことはごくまれで、腟の防御力はびっくりするほど強力です。

また、人工妊娠中絶をしたあとや性感染症がきっかけになることも、あまり多くはないけれど起こります。内膜炎から卵管炎、骨盤腹膜炎と炎症が広がっていくこともあります。

治療は、内診で子宮のはれ具合などをみて診断し、分泌物と血液検査によって原因になっている菌を突き止めます。抗生物質と炎症を鎮める薬を処方して、二週間から一カ月くらいで治ります。

子宮頸管ポリープ

ポリープと聞くと「えっ、悪いもの？」と心配する人が多いのですが、子宮頸管ポリープは直腸や胃などのポリープと違っていたって良性、心配なしです。

頸管ポリープは子宮頸管の粘膜の一部分が増殖して腟の方向に垂れ下がったものです。頬の内側の粘膜を噛んだとき、そこがぷっくりしてつるつるにふくらんできますが、ちょうどそんな感じです。そのふくらんだものが少し垂れ下がっているのです。

月経のときにごく少量の出血がダラダラ続く、性交時に刺激されて出血するという人もいますが、自覚症状がない場合も多く、がん検診で発見されることが少なくありません。検診で「頸管ポリープがありますから病院で診てもらいなさい」と告げられても、不安に思ったりあわてたりせず、気楽に受診してください。

私は頸管ポリープのことを「鼻くそみたい」「雑草みたい」などと表現しています。

小さなポリープは、小指で鼻の穴をさぐるみたいにピンセットなどでうまく根っこをつかめば簡単にとれます。鼻くそみたいでしょ。一度とっても根っこが残っているから何年かするとまた出てきます。まるで雑草のようです。それでも麻酔や入院の必要はなく外来でとれます。

閉経した人にはみられませんが、閉経後、ホルモン補充療法を行うとまた育ってくるので、ホルモンの影響を受けて増殖していると考えられます。

卵巣腫瘍

卵巣腫瘍は卵巣にできる「できもの」です。良性のものと悪性のものがあり、悪性のものが卵巣がんです。卵巣には腫瘍ができやすく、そのうちの約五％が悪性といわれます。

卵巣は骨盤の中、体の奥にあるために異常を発見するのがむずかしく、しかもがんの場合でも初期にはほとんど自覚症状がないのがやっかいなところです。腫瘍は大きくなってもじゃまにならないことが多く、健全な部分はちゃんと働いていて月経も順調なので、気づきにくいのです。

それでも、腫瘍のある場所が直腸の前とか子宮の後ろのあたりだと、腰が重苦しかったり鈍痛があったりします。卵巣は、子宮を浴衣にたとえると、浴衣の袂にボールを入れたような感じで存在していますから、そのボールを入れた袖が腫瘍という付属物のために重くなっておなかが突っ張るような違和感を覚える人もいます。

ごくまれに急激なおなかの痛みにおそわれることがあります。これは茎捻転と呼ばれるもので、子宮と卵巣をつなぐところが手ぬぐいを絞るようにねじられた状態になるためひどい痛みに襲われます。頻度は高くない病気ですが、若い人から高齢者まで年齢を問わず起こります。私の診察室では小学生の患者さんもいました。

卵巣腫瘍は腫瘍の中にかたい組織などが詰まっているものと、嚢胞性といって袋状になって液体が入っているものがあります。子宮内膜症のところでお話ししたチョコレート嚢胞は後者です。

かたい組織は脂肪分や髪の毛ということもあります。そもそも卵巣というのは発生学的には皮膚と同じような組織を持っています。ふつうは卵巣になるとその細胞は卵巣らしく働くわけですが、中に昔のことを覚えているあまのじゃくがいて、毛を生やしたりするわけです。だから、腫瘍をとり出してみると中に長い毛や歯がギューッと丸まって入っているといった不思議なことも起きるのです。

腫瘍は超音波で検査すればわかります。卵巣腫瘍はたいてい片方にできるのですが、髪の毛などが詰まったタイプは両方にできる傾向があります。

腫瘍が良性か悪性かの判断はむずかしいのですが、かたい組織のあるもののほうが悪性である割合が高く、一方、液体がたまっている嚢胞性のものの多くは良性です。悪性のものはどんどん大きくなりますが、良性のものは大きさによっては消える可能性もあります。

良性と思われる腫瘍が五cm以下と小さい場合は様子をみればいいでしょう。ただし、悪性であることを見逃す危険があるし、大きくなることもあるので、医師の指示によって二～五カ月に一度は検査を受けましょう。

腫瘍が良性でも大きい場合は手術でとり除きます。場合によっては卵巣を切除することもありますが、私たち医師も卵巣はできるだけ残したいので、手術については患者さんと充分に話し合い、検討して決めます。

やむを得ず片方の卵巣をとった場合でも、妊娠は可能です。毎月の排卵は左右の卵巣から交互に行われるわけではないので、残った片方が機能していればちゃんと毎月働いてくれるのです。

乳がん

乳がんは、そのほとんどが乳腺にできる悪性の腫瘍です。といっても乳腺そのものがあまりぴんとこないかもしれませんので、まず乳房の内側がどうなっているのかお話ししましょう。乳房は大部分が脂肪組織からなっていて、大小はその脂肪組織の量によって決まります。この脂肪組織の中に乳腺が埋まっています。乳腺は乳汁を作る場所である小葉と、乳汁が乳頭まで流れていく乳管とでなり立っています。多くのがんはこの乳管の細胞から発生します。

乳がんは乳房にコリコリしたしこりができるので、しこりに触れることで発見できます。乳がんの九割以上は本人がしこりに気づくことによって見つけられています。しこりの大きさが二〜三㎝くらいになって気づくことが多いようですが、五㎝くらいになって気がつく人もいます。

しこりはさわっても痛くないことがほとんどです。しこりが大きくなると皮膚がひきつれたり、乳房が変形することがあります。一緒にお風呂に入っていた子供から「どうして形が違うの？」といわれ、ていねいにさわってみたらしこりがあったと診察を受け

に来た患者さんがいました。乳房にしこりができず、乳頭に変化が起こるがんもあります。

乳がんは早期に見つけられれば内臓のがんより治る率が高く、手術も小さく切るだけですみます。進行が他のがんに比べて緩かなのも乳がんの特徴です。

しこりがすべてがんというわけではありません。しこりの八割は乳腺炎、乳腺症など良性のものです。

乳腺炎は乳汁が乳腺内にたまってはれたり、細菌に感染して痛んだりする病気で、多くの場合、産後に発症します。閉経前後に起こる乳腺炎もあります。とくに治療はしなくてもいいのですが、乳がんとの判別がむずかしいこともあるので一度は診察を受けるようにしましょう。

乳腺症はホルモンのアンバランスによって三〇〜四〇代によく見られるものです。良性のものなので、しこりだけで痛みなどがなければとくに治療も行いません。痛みが強い場合には薬で治療します。乳腺症の場合も、いつまでも心配を引きずらないためにも診察を受けて、乳がんでないことを確認しておきましょう。

乳がんになる人の年齢は四〇代がピークで、次いで五〇代、六〇代、三〇代となっています。乳がんになるリスクが高い人として次のような条件があげられます。

・出産経験のない人
・授乳期間が短かった人
・高齢初産の人
・初経が早かった人
・閉経が遅かった人

乳がん発生のメカニズムはまだ解明されていませんが、子宮体がんや卵巣がんと同様に、エストロゲンと深い関係のあることが明らかになっています。いまあげた条件にあてはまる人はいずれも月経の回数が多く、エストロゲンの影響を多く受けています。

また、祖母や母親、姉妹など、近親者に乳がんになった人がいる場合も、リスクは高くなります。

ただ、これらの条件にあてはまるからといってむやみにこわがることはないし、逆にあてはまらないからといって過度に安心するのも短絡的すぎます。初経が遅くて母乳で何人も育てた場合でも、乳がんになる人はいるのですから……。

リスクの高い人も低い人も自分の乳房に関心を持つこと、これが基本的に大事なこと

です。リスクが高い人はいっそう心を配ってほしい、というところでしょうか。

エストロゲンの貯蔵庫の一部は脂肪なので、動物性脂肪を多くとる国に乳がんが多く発生しています。日本でも乳がんが増えているのは食事の欧米化が原因ともいわれています。


乳がんは本人が発見することが多いとお話ししました。自分の乳房は毎日見ている本人がいちばんよく知っているし、変化にも気づきやすいのです。乳がんは年々増えているがんであり、ほかのがんと同様に乳がんになる人の年代は若年化しています。月経が終わって乳房が張っていないときに、定期的な自己検診を実行しましょう。

よくあるマニュアルは上半身裸になって鏡の前に立ち、指をそろえて両方の乳房を順に触れていくというものです。ただし、この方法には一人で落ち着いて裸になれる空間がいります。自己検診をしているときに、「あっ、ごめん。でも、なにしているの」とだれかに見られてしまうのはあまり気分のいいものではありません。乳がん専門のある医師は「お風呂に入ったときに手に石けんをつけて乳房を洗ってください」と書いています。こうすると指がなめらかに乳房の上を動いてしこりを感じやすくなります。

月に一度の自己検診のほかに、年に一度、閉経後は年に二度の定期的な乳がん検診を

心がければ、早期の発見が可能です。

しこりを見つけたときどこで受診すればいいのでしょうか。女性の病気なので婦人科と考えるのが普通ですが、乳がんは多くの病院で外科の担当になります。「どうして外科なの？」と疑問をもつ人もいるでしょうね。婦人科でも治療ができないことはないのですが、昔から外科の担当になっていて、それが続いています。最近は「乳腺外科」「乳腺クリニック」などの名前で乳腺専門病院が各地にできていて、女性にとってはうれしいことです。専門の病院がわからないときは、近くの婦人科で受診すれば専門病院を紹介してもらえるはずです。

乳がんは触診、超音波検査、マンモグラフィと呼ばれる乳房専門のレントゲン検査などで検査し、診断します。

乳がんと診断されたとき、がんの恐怖に「オッパイを切られるのではないか」という心配が重なります。以前は、乳がんになると乳房を切りとる手術が主流でした。美容上も機能的にも大きな障害を残すため、しこりを見つけてもなかなか診察を受ける決心がつかずに、手遅れになった人もいます。

最近は、乳房を残す「乳房温存療法」を取り入れる医師が増えています。「女性はイ

ブニングドレスを着るのだから、美しい胸を大切にしなくては」と、女性の気持ちを理解してくれる男性医師もいるのです。

もちろん、がんの種類、進行状態、がんのできている場所、転移の有無などによっては乳房を残せないこともあります。それでも、「がんだからしかたがないよ」と考える医師と、「つらいだろうけれど命を優先させよう」と女性の立場に立ってくれる医師とでは、治療を受ける患者さんの気持ちも大きく違ってくるでしょう。

乳がんの治療法には外科手術、放射線療法、抗がん剤を使う化学療法、ホルモン療法があり、これらを組み合わせて行われています。手術の方法は患者さんの状況によって異なり、しこりだけをとる乳房温存療法では日帰りができる場合もあります。わきの下のリンパ節をとる乳房温存療法では一～二週間、乳房を切除する場合は三週間くらいの入院が目安です。

乳がんが告げられ手術が必要となったときは少なくとも次のようなことは確認しておきましょう。

・どんな手術法になりますか
・どの程度切りとらなければなりませんか

・手術の傷はどのように残りますか
・手術以外ではどんな治療法がありますか。そのメリットとデメリットは？
・手術はその後の日常生活に支障を及ぼしますか

放射線療法は温存療法には不可欠です。手術後に放射線をかけることによって取り残したがん細胞を殺すことができるからです。手術後、定期的に治療を受けます。抗がん剤による化学療法も乳がんには有効であることがわかっています。がん細胞を抑えることで再発を防ぎます。ホルモン療法はエストロゲンの作用を妨げる薬を服用する治療法です。エストロゲンと乳がんとは密接な関わりがあり、乳がん細胞はエストロゲンによって増殖することが明らかになっているからです。放射線療法などと組み合わせて行われます。

どの治療法を選ぶかは納得のいくまで説明を受けましょう。あまり説明をせず、手術だけをすすめる医師は避けたほうがよさそうです。乳がんはほかのがんに比べると進行が遅いので、あせらないこと。医師の話を聞くだけでなく、本で調べたり、経験者の話を聞いたりして情報を集め、納得のいくベストな選択をしたいものです。

セカンドオピニオン（5章参照）を求めて別の医師を訪ねてもいいでしょう。「乳が

ん治療は既製服ではなく、オーダーメイドであるべきだ」と専門の医師がいうほど、その治療法は変わってきています。

最近は、乳がん体験者が中心となって作られたサポートグループの活動が活発で、病院選びの資料提供や電話相談を実施しています。乳がんに関するインターネットのホームページもできています。医師による病状説明や質問コーナーのほか、乳がん体験者のホームページもあって、患者の立場にたった情報が発信されていますから助けになるでしょう（付録参照）。

子宮頸がん

講演会などで子宮の説明をするとき私はトイレットペーパーの芯の上に電球をのせ、それを見せながら話をします。芯が膣、筒の下のほうはふだんはペチャンコにつぶれていますが、電球が子宮というわけです。電球の金属のところが子宮頸部、ガラスの部分が子宮の体部です。

子宮がんとまとめて呼ばれますが、頸部にできるがんと体部にできるがんとでは発生のしかたも広がり方も、また、かかりやすい人の傾向もまったく異なるので、分けて考

子宮頸がんのできる場所

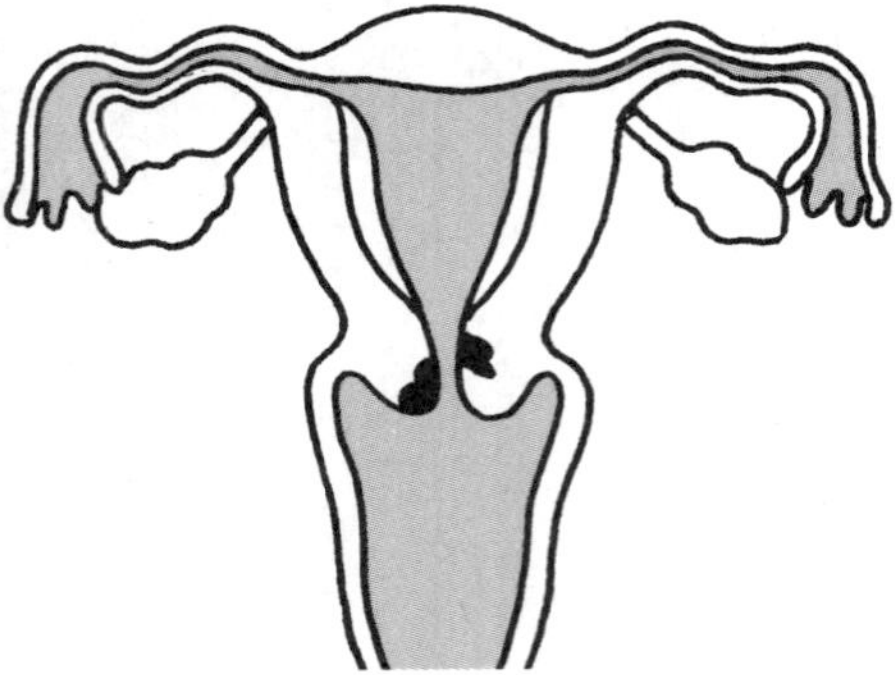

子宮体がんのできる場所

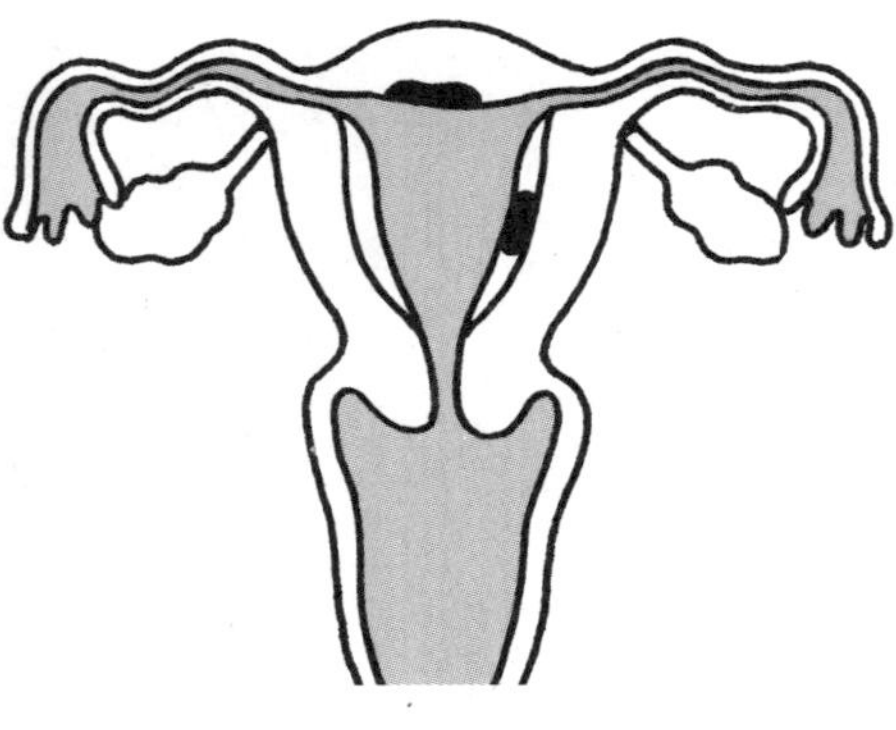

えたほうがいいでしょう。

子宮がんのうち日本では圧倒的に子宮頸がんが多く、七〇~八〇%を占めます。昔は九五%とさらに高率でしたが、最近その割合が減ってみえるのは、子宮体がんが年代を問わず増加しているためです。

子宮頸がんのほとんどは頸部粘膜の表面をおおっている上皮にできます。ほかのがんと同様、早期に発見することがなによりのポイントですが、初期にはこれといった自覚症状はほとんどありません。一年に一度は定期的にがん検診を受けるのがいちばんいい方法です。

頸がんが進行すると色のついたおりものが増えたり、出血があったりします。これは潰瘍の表面の毛細血管などからの出血です。

子宮頸がんの発生はウイルスに関係があることがわかってきました。性交によってある種のウイルスに感染すると、がんを発生しやすくなるのです。早くから性体験のある人、多数の相手と性体験がある人、妊娠・出産の回数が多い人などは頸がんになりやすいと数字の上では出ています。

最近は若い年代の性行動が活発になっていますから、それに伴って一〇代、二〇代の

若い人にも子宮頸がんがみられるようになってきたのです。

一二歳ごろから始まり一〇代のあいだに複数の男性と性行為をするのが一般的なアメリカでは、「一九歳になったらがん検診を受けなさい」と指導しているようです。

私の診察室に、結婚していてまだ子供がいないのに子宮がんといわれ、びっくりして、「なんとか子宮を残してほしい」と受診をしにきた女性がいます。その人は、最初に診察を受けたほかの病院の年配の患者さんから、「若いのにずいぶん遊んだのね」とあらぬ疑いをかけられたそうです。この女性はそのように遊んだ経験はないので二重に落ち込んでいました。統計はあくまで統計ですから、私たち医療スタッフはそういうことも充分に配慮しなければならないと感じたものです。

治療法はがんの進行の程度によって異なります。前がん状態の細胞異常ならレーザー光線で細胞を焼き切るだけですみます。外来やせいぜい一日くらいの入院で終わります。がんになる前にやっつけておけば子宮を切除する必要はなく、再発もしないので予防になります。

がんが進むと手術のほか抗がん剤を使った化学療法、放射線療法が一般的です。手術はできるなら子宮の機能を残して、がんをとり除くことを目的に行われます。手術を受

ける人の年齢や将来の妊娠の可能性などによって治療法を考える必要があります。

子宮体がん

子宮体がんは子宮の体部の子宮内膜にできるがんですが、卵巣がんとともに年々増加しているがんです。閉経を迎えた女性に多いという特徴があります。

日本では子宮がんといえば子宮頸がんが多いのですが、欧米での割合は日本とは逆で体がんが九〇％を占めます。高脂肪、高エネルギーの食事が体がんの発症に関わっているといわれ、日本でも食事の欧米化によって体がんや乳がんが増えてきたと考えられています。

子宮頸がんと同じように初期には自覚症状がほとんどなく、進行するとおりものが増えたり、不正出血があったりします。

閉経後に不正出血があった人の場合は、私たち医師は最初に子宮体がんを疑います。人によっては「あら、また月経があった、私もまだ若いんだわ」といいように解釈して放っておく人もいるのですが、そんなときはぜひ、婦人科で受診してください。がんではなく、ポリープかもしれないし、ホルモンのアンバランスによるものかもしれません

が、がんの場合は命に関わりますから少しでも早く対応したほうがいいのです。

子宮体がんはエストロゲンと深く関係していて、エストロゲンによってがんの成長が促進されます。そのため、妊娠・出産を経験していなかったり、回数が少なかったりする人は、そうでない人に比べて子宮体がんになる割合がやや高くなっています。

妊娠中は胎盤から出る多種多量のホルモンのシャワーを浴び、さらに授乳中はエストロゲンの分泌が抑えられるため、妊娠・出産を多く経験した人は子宮体がんになるリスクが少なくなります。妊娠中にたくさん働くプロゲステロンは腫瘍を抑える作用があるので、このこともプラスに作用します。このため、妊娠・出産を多く経験した人は子宮体がんになりにくい傾向があるのです。しかし、こういう統計上のリスクはあくまでも目安ですから、長く授乳をした人は体がんにならないという保証があるわけではありません。

閉経も子宮体がんのリスクの一つです。閉経を迎えるとプロゲステロンは急激に減少しますが、エストロゲンはプロゲステロンほどすぐには減少せず、相変わらず子宮内膜を厚くする働きをします。はがれて出血するほうはストップしてしまうので、内膜の細胞は増える一方になり、不用なものを捨てて掃除をするということができなくなるため、

がん化されやすい状態になってしまうのです。閉経が近づいて月経が不順になるころは一年に二度は定期検診を受けてほしいと思います。

治療法は子宮頸がんと同様、がんの進行の程度に合わせて、手術、抗がん剤を使った化学療法、放射線療法などがあります。子宮体がんはホルモンと深く関連しているので、ホルモン療法がとり入れられることもあります。プロゲステロンをたくさん使って、がん細胞を萎縮させようという方法です。がんの状態によっては効果があります。

卵巣がん

卵巣がんは発見がむずかしく、とてもこわい病気です。目下増えつつあるがんですから、女性にとってはもっとも油断ができないがんだといえるでしょう。

卵巣がんがこわいのは、腹腔の中に種をまいたように広がって転移してしまうことです。増殖が活発だと骨盤の中であっという間に大きくなってしまいます。卵巣は少々障害があっても健康なときと同じように働くので、これといった自覚症状は起こらず、見つかったときには手遅れということがしばしばあります。

子宮がんは膣から器具を入れて細胞をとり検査をすることができますが、卵巣の場合

はおなかを開けないと細胞をとることができません。それも早期発見がむずかしい理由の一つです。しかも、治療後の五年間生存率は三〇％、子宮がんの七〇～八〇％に比べてかなり低い数値です。

がんに気づくきっかけで多いのは、がんが進行して卵巣が腫れて大きくなったために起こる腹部の圧迫感です。腹水がたまったときもおなかが大きくなります。おなかが張る、スカートが急にきつくなった、などというときは、皮下脂肪の蓄積のためなのかそうでないのかちょっと注意して観察してみてください。それまでに比べておなかがふくらんでいるような感じがあったら放っておかないで受診すること——早期発見のためには、そういうことに注意するしかありません。

また、大きくなった卵巣に膀胱や直腸が圧迫されて、頻尿になったり便秘になったりすることもあります。腸のうしろのほうにがんができていれば排便のときに痛いなどの症状も出ます。しかし、どれもがまんできないほどのことではないので、それだけによけいこわいのです。

卵巣がんを静かなる腫瘍、サイレントキャンサーと呼ぶのもうなずけます。

卵巣がんの発生は他のがんと同様、エストロゲンに関係して起きることがわかってい

ます。また、食生活や生活環境にも影響されます。がん発生の詳しいメカニズムはまだわかっていませんが、いくつかのことが確かめられています。

統計的にみると、卵巣がんは未婚の人や妊娠・出産を経験したことのない人に発生率が高く、妊娠・出産回数が多い人ほどかかりにくくなっています。さらに、近親者に卵巣がんにかかった人がいる場合や、肥満や高血圧がある場合にもリスクが高くなります。

ピルを服用している人は使っていない人に比べて卵巣がんにかかる割合の少ないことが報告されています。

卵巣がんのための検査は、まず内診と超音波です。腹水がたまっているときはそれを抜いて検査をします。がんが疑われたらさらに詳しい検査としてX線CT検査や、X線のかわりに強い磁気を用いて体の中を映し出すMRI（磁気共鳴画像検査）、血液から腫瘍マーカーの値を調べる検査などを行います。腫瘍マーカーは、腫瘍が発生したときに血液中に新たに出現したり、含まれる量が増えたりする物質で、がんの進行度や広がり方を予測することができます。

胃など他の臓器から転移している可能性もあるのでそれも調べます。

どこにできたがんでも、できるかぎりがんの組織をとり除くのが基本の治療法です。

卵巣がんも例外ではありません。一般的には両方の卵巣と子宮をとり出し、まわりの組織も切除します。その上で抗がん剤による化学療法を行います。

早期に片方の卵巣だけにがん細胞が発見され、妊娠・出産を望む人にはがん組織のない片方の卵巣と子宮を残せる場合もあります。

卵巣を摘出した場合は女性ホルモンの分泌が急に減るので、ホルモンのバランスがくずれて更年期のような状態になる場合もあります。必要があれば、ホルモン補充療法が行われます。

4章　自分の体を積極的にコントロールしよう

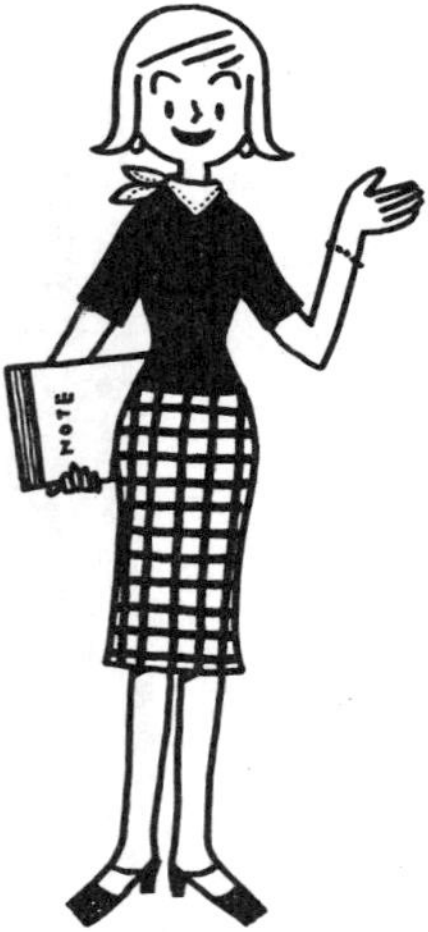

リプロダクティブ・ヘルスという言葉を聞いたことがありますか。リプロダクション、つまり生殖という働きに注目した一連の考えです。生殖は男女共通の問題ですが、世界の女性のおかれている状況を考慮し、現段階では女性の生涯にわたる健康の中で生殖に深い関わりのある部分に視点を当てて考えています。妊娠するしないを調節すること、安全な妊娠・出産をすることのほか、月経、不妊、中絶、思春期や更年期の過ごし方など、すべてがリプロダクティブ・ヘルスとして重視されます。

リプロダクティブ・ライツは、妊娠できる体の仕組みを持っている女性が身体的、精神的に健康で自分らしく生きるうえで、体のことを自分自身で決める、責任を持つ、というために必要な権利です。女性が自分の体に目を向け、体のことをきちんと知り、いとおしく思う気持ちがリプロダクティブ・ライツを生かすことになるでしょう。

本章ではリプロダクティブ・ヘルスに基づいて、女性の健康に関わりの深い事柄について考えてみたいと思います。

妊娠も避妊も自分で決める

結婚適齢期という言葉を使う人はいまでは少ないでしょう。「結婚したいな」と思ったときがその人の結婚適齢期だと私も考えていますが、出産適齢期はあります。なぜなら、卵巣には閉経という定年があって、三五歳くらいからその機能が低下していくためです。

生物学者であるデズモンド・モリスの『年齢の本』の中には「二十二歳は安定した妊娠の年齢だ。流産の割合がもっとも低い」と書かれています。出産年齢が平均して高くなっているこのごろでは二二歳でお母さんになる女性は少数派ですが、女性の体のしくみから考えると、二〇歳から三五歳くらいまでが安定した妊娠・出産期間といえます。

私自身は三九歳と四二歳で出産しましたから、高齢出産を控えて心配している人には「安心して産んでください」と伝えますが、いろいろなリスクが高くなるのも事実ですから（高齢出産の項参照）、安易には考えないほうがいいのです。妊娠には適齢期があることを知り、いつごろ出産するか、仕事はどうするかなどをパートナーとよく話し合

って、主体的に自分の生活設計をしていってほしいと思います。

いつごろ妊娠するかを計画するとなると、それ以外のときには避妊が必要になってきます。初めて性体験をする年齢は低年齢化の傾向にあり、結婚前であるのも自然なことになりました。結婚しない女性も増えています。平均結婚年齢は高くなり、結婚しても子供は少数、あるいは子供を持たないことを選択する女性も少なくありません。避妊がいつから必要になるかは人それぞれですが、現代女性の多くは三〇年以上にわたって避妊を考えなければなりません。どんな生き方を選ぶにしても避妊は女性の人生にとって重要な事柄といえます。

ところが、日本では予定外の妊娠が三六％もあり、妊娠した四人に一人が中絶をしています。平成九年に届け出のあった中絶件数は三三万七七九九件。一〇〜二〇代の中絶が約五三％と半数を超えていますが、三〇代の中絶も約三七％と多いのが日本の特徴です。四〇代で妊娠した人ではその七五％が中絶をしています。男性にまかせっきりの避妊で失敗している人（失敗させられている人？）が本当に多いのです。避妊に失敗すれば出産するか中絶するかのどちらかを選ぶことになり、いずれにしても女性の人生に深く関わってきます。

避妊にはいろいろな方法があります。

月経周期から排卵日を知って妊娠しやすい時期に性行為を避ける方法、卵子を排卵させない「ピル」、卵子と精子が出合うのを防ぐ「コンドーム、殺精子剤、ペッサリー」、受精卵の子宮への着床を妨害する「子宮内避妊具」のほか、永久的に避妊をする「不妊手術」もあります。

方法の多くはなんらかの形で受精を阻止するものです。しかし、生物としての性交はそもそも子孫をつくるためのものなのですから、自然のままなら妊娠するようにとてもたくみにできています。それをブロックするのですから、よほど心して臨まないと失敗します。

いくつもある避妊法の中で失敗の確率が低く、使いやすく、マイナスの影響が少ないものという条件を考えたとき、まずあげられるのがピルです。毎日きちんと飲み続けることが条件ですが、今ある方法の中ではもっとも確実に避妊ができます。

コンドームは、射精された精子が子宮内に侵入するのを妨ぐために男性の性器にかぶせる薄いゴム製の避妊具で、日本ではもっともポピュラーに使われています。手軽に使えますが、失敗率が一二%と高いのが欠点で一〇人に一人は失敗して妊娠していること

になります。女性のコンドームもあります。まだ一般的ではありませんが、日本でもすでに発売されています。

コンドームは、避妊だけでなく性感染症（ＳＴＤ）の予防に有効で、欧米では避妊のためにはピルや子宮内避妊具（ＩＵＤ）を使い、同時にＳＴＤ予防のためにコンドームを使用するという二重の方法が提唱され、実行されています。

ＩＵＤは子宮内に挿入して妊娠を避ける小さな器具です。最近のものは「銅付加ＩＵＤ」と呼ばれますが、銅のイオンがついているだけですから大きくもかたくもありません。この器具が子宮内にあることで受精卵が着床しにくくなるのです。出産を経験した人に向いている避妊法で、病院へ行けば膣から簡単に入れてもらえます。いったん挿入すれば一〇年間は効果があり避妊の効果も高いのですが、ごくたまに月経のときに一緒に流れ出てしまうこともありますから、一年に一度は定期的に検診してもらうのがよいでしょう。そのときに同時にがんの検査をしてもらっているという人もいますが、いい方法だと思います。

入れておくだけで避妊ができる手軽な方法ですが、中にはＩＵＤが刺激になって月経血の量が多くなったり、長引いたりする人もいます。ＩＵＤを使いたいときは、そういうこともきちんと説明してくれる医師を選んで、納得して使うようにしたいものです。

産婦人科医はこれまでおもに出産に関わってきましたから、避妊について女性の立場でしっかり考えてくれる医師はまだそう多くはないのです。

ペッサリーは、ゴム製の避妊具を膣の中に入れて精子が子宮に進入できないようにする方法ですが、医師および受胎調整指導者の資格を持った看護婦、助産婦、保健婦の指導を受けなければいけないこと、つけるのがむずかしいこと、などの理由で日本ではあまり使われていません。外国では若い人たちの避妊具として見直されているようです。

「もう子供はほしくない」「病気があるため子供ができると困る」などという場合には避妊手術という選択もあります。欧米では一般的な避妊法の一つとして使われていて、手術も腹腔鏡を使って卵管にクリップをはめる簡単なものです。しかし、日本の場合は開腹して卵管を縛る手術になるため数日間の入院が必要です。「卵管を縛ったりするとホルモンが出なくなってしまうのではないですか」と質問した人がいますが、卵管を縛っても他の血管から血液が流れているわけですから栄養もホルモンも出入りできます。そのへんが誤解されていると思いますね。

避妊法を選ぶときは、有効性や安全性はもちろん重要ですが、その人にとって使いやすいということも大切な条件です。さらに、年齢や状況によっても避妊法は異なってき

ます。欧米では、避妊を含む家族計画サービスは身近な専門の施設で相談できるような環境が整っていますが、日本ではやっとこれからというところです。相談できる施設がなかなかないのですから、自分で確実な方法を選んで使い分けていかなければなりません。

たとえば、パートナーが単身赴任中でたまにしか会えない場合、その日に備えてピルを飲み続けるのは、いくら避妊率が高いといっても適当とは思えません。基礎体温を測ってコンドームを確実に使うようにし、殺精子剤を併用するのがいいでしょう。殺精子剤は文字どおり腟の中に入れて精子を殺す薬です。錠剤もありますが、オブラートのような感じのフィルムが一般的です。薬局で買うことができ、かさばらず取り扱いが簡単です。女性が使うことができるという利点がありますが、腟の中に入れてから溶けて効果が出るまで五〜一〇分くらいかかります。慣れないとちょっと抵抗を感じるかもしれませんが、妊娠を避けるためにはそれくらいの努力はしかたありません。

性交の頻度が高い場合はピルが確実です。出産や中絶の経験があるならＩＵＤが使いやすいでしょう。

薬や器具を使いたくない場合は、月経周期を記録して排卵日を計算し、危険期、安全期を区別する方法もあります。精子はふつう腟の中で三日くらい生きていますから、排

卵日と重ならないようにすれば妊娠は避けられます。ただし、まれには一〇日ということもあるので油断はできません。

排卵を知るのにおりものによる方法もあります。排卵日が近づくと三、四日前から生卵の透明な白身のようなおりものが増えますが、一〇人中六~七人はこのような体調の変化がわかるようです。この粘液性のおりものに気づいたら、その数日後が排卵日と予測することができます。排卵したあとは、ホルモンの変化の影響を受けてこの粘液性のおりものはなくなります。また排卵のときに下腹痛や下腹部の緊張感を覚える人もいます。

ただし、排卵日が毎月決まった周期でくるとは限らないし、精子がたまたま長く生きることもあります。これらの方法だけで避妊をするのは危険ですが、一つの目安にすることはできます。

診察室で話を聞いているとき、「避妊をしていたのに、どうして妊娠したんだろう」と納得できない顔で訴えられることがよくあります。「どんな方法で避妊をしたの」と聞いたときにいちばん多い答えは、「彼が途中で……」とか「その瞬間は中に入れずに外に出して」とかいうもの。

膣外射精と呼ばれるこの方法は、射精の寸前に男性性器を膣から出して外で射精することをいいます。しかし、射精された最初の部分にはとりわけ多数の元気のよい精子が含まれていますから、うっかり一滴でもこぼれれば、あっという間に子宮から卵管へと進んでしまい、排卵が近ければ当然妊娠します。膣外射精は不確実というより、誤った避妊法です。

コンドームが破れた、相手が使わなかったなど、避妊に失敗したことにすぐに気がついたときは「緊急避妊ピル」（ピルの項参照）で妊娠を阻止する方法もありますが、妊娠してしまって産む意思がないときは人工妊娠中絶手術が最後の手段になります。避妊をコンドームに頼っている日本では失敗して妊娠する人も多く、人工妊娠中絶手術はほかの国に比べると多いのが現状です。

人工妊娠中絶手術は、妊娠一二週未満とそれ以後では手術の方法が違います。初期中絶は、静脈麻酔をして患者さんが眠っている間に、あるいは腰椎麻酔で覚醒している状態で子宮の入り口をひろげて内容物を掻き出す掻爬（そうは）という方法を使います。掻爬の時間は一〇〜二〇分ですみますが、できれば病院で一泊したほうが安心です。

胎児が大きくなって掻爬できない中期になると、前日に子宮口を広げる操作をして薬

で陣痛を起こし人工的に子宮を収縮させ、流産というかたちで胎児を出す方法をとります。足かけ三日くらいかかるので入院が必要です。

初期中絶と中期中絶では本人への負担がかなり違います。妊娠の週数の数え方は最終月経を基準にして数えます。つまり、いちばん最近にあった月経の第一日目がスタート日です。だから、くるはずの月経が来なかったら、そこでもう四週ということになります。「妊娠したかもしれない」と思ったら、基礎体温を測ったり、検査薬を使ったりして妊娠を確認し、できるだけ早く病院へ行って相談することです。

もう一つ注意しなければならないのは、人工妊娠中絶手術ができるのは妊娠二一週六日までということ。妊娠七カ月に入ると、母体から出ても生命を保持することができる時期に達していると認められ、人工中絶ではなく、人工早産として扱われます。赤ちゃんが生まれたら命を守るのが医師の使命です。

中絶手術は保険がきかないため、初期で八～一〇万円、中期で一五～二〇万円の費用がかかります。また、おなかの赤ちゃんは女性だけの子供ではないので、中絶をするときは相手の承諾が必要で、手術の同意書に署名と捺印がいります。さらに妊娠一二週を過ぎた中絶では、胎児が死産扱いになり、病院では処理してもらえないので埋葬が必要になります。役所にも届けを出さなくてはなりません。

年齢にかかわらずだれにとっても中絶は重い経験です。中絶のあと精神的に不安定になる女性は珍しくないし、その恨みを後々まで相手の男性に持ち続けてしまう人もいます。手術もまったく安全というわけではありません。手術後数日は出血があったり、子宮収縮剤のせいでおなかが痛んだり、感染を起こして熱が出たりもします。貧血になりやすくもなります。ただし、二度と妊娠できなくなるなどという後遺症はまれです。

もし、中絶するかどうかということになったときは、よく考えて自分の意思で決めることです。そして、後悔しないこと。手術を受けるときは、ていねいに説明してくれて、信頼できると思った医師を選んでください。

私は手術の前後、必ず患者さんとゆっくり話をするようにしています。同じことをくり返さないために、どうして妊娠をしたんだろう、どこで失敗したんだろうと、考えてほしいからです。中絶は一度でたくさん！　以後は失敗しないように、正しい知識と対応で自分の体を守ってもらいたいと思います。

高齢出産はリスクが大きいか

高齢出産は三五歳以上の初産のことで、「マル高」などといわれたこともあります。以前は三〇歳以後の初産のことを高年（齢）出産と呼んでいましたが、三〇代前半までの妊娠・出産は二〇代に比べてもリスクに明確な差がないとわかったため、三五歳以上に変わりました。三五歳とされたのは、その時期を過ぎると卵巣の機能が大幅に低下して、妊娠することも、また、妊娠した場合に流産しやすくなることも、若いときに比べると不利になるためです。

前にもお話ししたように、私自身、三九歳で初めて出産した正真正銘の高齢出産ですから、体験者として応援する気持ちは強いのですが、産婦人科医としては高齢出産に反対です。個人差はありますが、私としては「三五歳までが出産適齢期」だと思っています。

では、なにが高齢出産のリスクになるのでしょうか。

女性は生まれたときからおなかの中に卵子を持っています。したがって年齢が上がるにつれて卵子も年をとります。卵子が老化すると妊娠しにくくなったり、妊娠しても流産や染色体異常が起きやすくなり、妊娠中毒症などの合併症を起こす割合も増加します。

染色体異常は流産になる確率が高いのですが、生まれる可能性もあり、なかでももっとも知られているのがダウン症です。ダウン症児が生まれる割合は、三〇代前半で七〇

〇人に一人、四〇代前半で一〇〇人に一人、四五歳以上では五〇人に一人、というように年齢が上がるにつれて高くなります。

さらに、年齢が高くなるほど子宮筋腫になる人が増え、子宮筋腫があると不妊流産や早産につながりやすくなります。

糖尿病などの生活習慣病の発生率も高くなり、病気があると妊娠中毒症になる確率が高くなります。

若い人に比べると赤ちゃんの通り道である産道がかたく、お産に時間がかかることも多いのです。しかも、二〇代と三〇代ではなにより体力に差があるため、お産の時間が長くなったり、難産になったりする可能性も高くなります。

体力といえば、出産後の育児も体力が勝負。夜中に何回も授乳しなくてはいけなかったり、夜泣きで眠れなかったりで、私も睡眠不足が体にこたえました。そのときの状況は、昼間は外来勤務で、午後は昼食もとらずに手術をし夜は当直、というハードな仕事をしているときよりもつらかったというのが本音です。仕事はある程度予測も覚悟もできるけれど、子育ては予想外のことが起きます。そういう意味でも早く産んだほうが楽ですね。

それに、自分の経験からつくづく思ったことですが、子供が成人するとき自分やパー

トナーはいくつになるのか、そのことも一応考えておいたほうがいいでしょう。

高齢出産の不利なことばかりお話ししましたが、いいところももちろんあります。私の患者さんを見ていても、若い人の出産より安定感があります。いろいろな経験をしてきているので初めてのつわりや陣痛などにもオロオロしないし、考え方もしっかりしています。だてに年はとっていないという感じです。高齢出産の人は、産みたいという気持ちが強く、出産を前向きにとらえている積極性と、そして子育てに必要な人生経験の豊富さを持っています。

さまざまなリスクもむやみに心配することはありません。リスクが大きくなるといってもそれはあくまでも確率の問題で、多くの人はふつうに出産できているのです。リスクが大きいことを知った上で、無理をしないで上手に出産を受け止めてほしいと思います。

高齢出産でもう一つつけ加えておきたいのは二番目の子供のことです。年のことを考えて「すぐにほしい」という人もいますが、体のことを考えると一年間は妊娠を避けてほしい気がします。一人目の赤ちゃんにまだ手がかかるときに、妊娠してつわりになった、あるいは切迫流産になりそうになった、というのでは母親はもちろんですが、子供

もかわいそうです。事情が許すなら、上の子が離乳食を終わるくらいまで妊娠するのは待ったほうがいいように思います。

技術や機械が進歩したことでおなかの赤ちゃんの状態が早期にわかるようになりました。赤ちゃんがおなかにいるときに先天的な異常がないかどうかを検査することを出生前診断といいます。超音波検査でも赤ちゃんの大きさや異常の有無がわかりますが、ダウン症など染色体の異常を調べたい場合は、羊水検査や絨毛検査などを受けることができます。

羊水検査は、妊娠一二～一七週ごろに羊水を少量採取して、その中に漂っている赤ちゃんからはがれた細胞を採取し、それを培養して染色体異常や先天的な代謝異常を調べます。

絨毛検査は、妊娠が進むと胎盤になっていく組織である絨毛を検査するもので、妊娠一〇～一二週ごろに腟から細いカテーテルを入れ、超音波断層で見ながら採取します。羊水検査に比べると流産の確率が高いため、赤ちゃんに異常がある可能性が高い場合に行われます。

出生前診断は、確率は高くありませんが、破水して流産につながったり、感染を起こ

したりすることもあります。最近は高齢出産の人の多くに出生前診断を希望する人が増えていますが、安易に検査を受けることには反対です。出生前診断は必要性とリスクとをよく考えて受けるべきです。医師から納得できるまで詳しく話を聞き、そして、それでも不安なときに検査を受けるようにしてください。検査を受けるかどうかを決めるのは医師ではなく、あなたとパートナーなのです。

不妊治療の現状

避妊をせずに性生活を送っているカップルが二年たっても妊娠の成立をみない状態を不妊症といいます。避妊をしていないカップルの八〇～九〇％は二年以内に妊娠している、というデータから二年という期間が定められているのですが、月経困難症や子宮内膜症があるなどの危険因子がある場合は必ずしも二年待たないで診察を受けてもいいと思います。最近は結婚年齢が高い傾向にあり、結婚したらすぐに子供がほしいというカップルもけっこういて、二年待たないで受診する人も増えています。一人子供が生まれてそのあと妊娠しない場合や、妊娠しても死産や流産をくり返す場合も不育症の治療の

対象になります。

子供がほしいのにできないことに悩む人は昔も今も多く、一〇〇組のカップルのうち一〇～一五組は不妊症が疑われます。これは他の病気に比べてもかなり高い割合です。しかし不妊症は具体的な症状がないため、病気という認識がまわりの人たちにも社会的にもなく、そういった認識のなさが不妊治療をしている人たちの精神的な負担になっていることも多々あります。

子供ができないのはすべて女性の責任であるかのようにいわれた時代もありますが、実は不妊の原因はたくさんあって、今では女性に原因がある場合と男性にある場合とが同じくらいの割合だといわれています。中には両方に原因があることもあるし、検査しても原因がわからないというケースも三〇％くらいあります。

不妊の原因として男性側であげられるのは、多くは精子の数と動きに関するものです。精子がない、あっても少ない、動きが悪い、奇形があるなど、要するに精子を作る機能が損なわれているものです。まれには精子の通り道がつまっているといった場合もあります。最近は環境ホルモンやストレスの影響についても研究が進められています。

女性の場合は、体のしくみが複雑な分、原因もさまざまです。ホルモンがうまく働か

ず排卵に問題がある、卵管が炎症を起こしてつまったり癒着していたりする、子宮に奇形がある、子宮筋腫や子宮内膜症、性感染症などの病気があるなどです。精子と卵子それぞれに問題はなくても、免疫学的に異常があって受精できないこともあります。

セックスレスという言葉がありますが、最近は結婚しているのに性交の回数が極端に少ないカップルがいます。中には膣の入り口が狭くて挿入しにくいといった肉体的な原因を持つ人もいますが、ほとんどは精神的な問題が隠れています。性行為ができない、あるいはしたくないけれど子供がほしい、という人も多くはありませんが増えています。

不妊の検査で、男性がまず受けるのは精液検査です。自宅で採取して病院へ持っていくこともできますので、本人が受診しなくても産婦人科や泌尿器科で検査ができます。検査の結果が悪い場合は泌尿器科で精密検査を受けることになります。

女性の不妊の原因はさまざまで、いくつかの原因が重なっていることも少なくないため、いろいろな検査が必要です。効率よくできれば一カ月くらいですみますが、月経周期に応じて行われる検査も多いので数カ月かかることもあります。

子宮口からカテーテルを入れて造影剤を注入し、レントゲン撮影をする子宮卵管造影法のように、人によっては痛みを感じる検査もあって、男性に比べると負担が大きいのですが、いまのところはその方法しかないので、「がまんしてください」というしかあ

りません。

不妊治療にはどんな方法があるのでしょうか。

男性に精子が少ない、精子の動きが悪いなどの原因がある場合、薬による治療が中心になります。しかし、効果が上がらないことも多く、そのときは人工授精や体外受精などの方法を選ぶことになります。

女性の不妊治療は原因によって異なるため多様ですが、大きくは薬によるものと手術によるものとに分けられます。排卵していなければ薬によって排卵を誘発します。漢方薬を使うこともあります。

卵管がつまっている、子宮筋腫や子宮内膜症があるという場合は手術を行います。近年増加している性感染症の一つであるクラミジア感染症が原因と思われる場合は、抗生物質で治療をします。いろいろ治療をして効果がなければ体外受精の方法があります。

不妊治療には一般の産婦人科で受けられるポピュラーなものと、限られた施設でしか受けられない治療の二段階があります。人工授精はポピュラーなものになりましたが、体外受精は後者の代表的なものです。

人工授精は、排卵日が近いときに、採取した精子を子宮の中に入れてやる方法です。

夫の精液を使うＡＩＨ（Artificial Insemination of Husband）と、夫以外の男性の精液を使うＡＩＤがあります。ＡＩＤのＤはDonor（提供者）の頭文字です。ＡＩＤは夫が無精子症かそれに近い状態のときに受けられますが、ＡＩＤを実施している施設はわずかしかありません。また妊娠率は一〇％未満とあまり高くありません。

体外受精は、卵巣からとり出した卵子と採取した精子をシャーレの中などで受精させ、受精卵を子宮に戻す方法です。いまでは一般的な治療法として広く行われるようになり、日本でも数万人がこの方法で生まれています。卵管がつまっていて受精ができない、精子の数が少ない、人工授精で効果がなかった、原因がわからないで五年以上妊娠しない、といった場合に適用されます。

体外受精は妊娠をより確実にするために受精卵を複数子宮内に戻します。現在のところ三個戻すのが一般的です。そのため、三つ子が生まれる可能性もあります。体外受精の妊娠率は二〇％といわれていますが、受ける年代によってかなり差があり、虎の門病院では、三四歳以下で三五％強、三五～三九歳で二〇％強、四〇歳以上で一〇％という実績があります。

さらに高度な治療法として、顕微鏡で見ながら精子と卵子を操作して受精させる顕微受精があり、体外受精で妊娠できないときや精子がほとんどない場合に適用されます。

卵子の中に直接精子を入れるので、精子は一個でいいのです。子供がほしい人にとっては画期的といえる方法ですが、自然のままでは淘汰されるような精子が受精に至る可能性もあり、問題がないわけではありません。妊娠率は体外受精と同じくらいです。

不妊治療は保険がきかないため、一回について人工授精では約一万円、体外受精では二五～五〇万円ぐらいかかります。

不妊治療を受ける人にいちばんいいたいのは、「専業不妊主婦にならないで！」ということです。「どうしても子供がほしい」気持ちはわかりますが、生活のほとんどがそのことに影響されていたら、妊娠にもいろいろな支障が起こります。「今日が排卵予定日だからがんばらなければ」と思うだけで、卵管が収縮して自然な動きができなくなるかもしれないし、男性はよりデリケートなところがありますから緊張して性行為がうまくできなくなってしまうかもしれません。実際にわかっていることですが、二人の気持ちが高まって性行為をしたときがもっとも妊娠しやすいのです。体のしくみは私たちが思う以上に巧みにつくられています。

また、体外受精にしろ、顕微受精にしろ、絶対的なものではありません。どちらも妊娠率は二〇％くらいです。二〇％といっても、五回受ければ一〇〇％になって妊娠する

ということではなく、可能性は毎回二〇%ということです。

不妊治療は、受けるほうはもちろんですが、医師のほうにも「なんとか妊娠してもらいたい」という思いがあるので、治療法も先へ先へと進みがちです。だから、患者さんが専業不妊主婦になってしまうとブレーキがきかなくなります。治療を受けると決めたら、どんな治療を何回まで受けるのかを、パートナーとよく話し合い事前に方針を決めておくべきだと思います。

そのためにも、ぜひ本を読むなどして勉強してください。なにも知らずに病院へ行ってお医者さんのいうことをただ「はい、はい」と聞くのではなく、検査や治療に対して積極的にとり組むようにしてほしいと思います。たとえば、初診のとき、基礎体温を測って記録したものを持っていけば医師にかなりの情報を提供できることになるのですが、実際にはそういう人は多くありません。

ただし、情報に振り回されないことも大事です。新聞や本などの情報はどの人にもあてはまるものではないし、まわりの人もいろいろなことをいうでしょう。まどわされないで正しい選択をするためにも、きちんとした知識を得てほしいと思います。

まわりの人には「よけいな口出しをせずに見守ってあげてほしい」といいたいですね。

ホルモン補充療法（ＨＲＴ）とは

更年期のさまざまな症状の治療法として最近注目されているのがホルモン補充療法です。更年期の症状はエストロゲンの分泌が低下したことが原因で起こりますが、ホルモン補充療法はその言葉のとおり不足しているエストロゲンを補充して、つらい更年期の症状を和らげようというものです。ホルモン補充療法は Hormone Replace Therapy の頭文字をとってＨＲＴとも呼ばれます。

更年期になってエストロゲンの分泌が減ると、ほてり、のぼせ、頭痛、不眠などの症状が出やすくなります。イライラや抑鬱など精神的な症状が現れるケースも少なくありません。ＨＲＴはこれらの症状に対してかなりの効果が期待できます。三カ月前後の治療で八〇％の人に改善がみられたという報告もあります。

エストロゲンは肌の健康にも深く関わっています。エストロゲンが減ると皮膚の成分であるコラーゲンやエラスチンが少なくなり、弾力性やうるおいが失われてしわやたる

みが目立ってきます。エストロゲンを補充するとコラーゲンが増えるため、皮膚の老化をある程度抑えることができます。

表だってはあまり出てこないのですが、更年期のなやみの一つに性交時の痛みがあります。個人差はありますが、エストロゲンの分泌が減ると膣の粘膜や外陰部の皮膚が徐徐に萎縮していき、同時に膣の分泌液も減ります。そのため、性交時に痛みを感じることが多くなるのです。専門的には萎縮性膣炎と呼びますが、ＨＲＴはこれにも効果があります。

萎縮性膣炎は膣そのものが萎縮した状態をいうのではなく、粘膜が萎縮したり、弾力を失ったりするものです。

ＨＲＴには更年期のさまざまな症状を緩和する目的のほか、骨粗鬆症や動脈硬化などの生活習慣病を予防する効果もあります。最近は、ＨＲＴを希望する人の中にこの目的の人が少なくありません。骨粗鬆症が予防できるのは、エストロゲンにカルシウムの形成・吸収を調節して骨量を維持する働きがあるからです。閉経してホルモン欠乏状態が続くと、骨量が減って骨はもろくなります。骨量は数年から一〇年ほどで二〇～三〇％ほど減少してしまうのです。ＨＲＴはこの骨量の減少に歯止めをかけることができます。

動脈硬化が予防できるのは、エストロゲンに血液中のコレステロールの上昇を抑える

働きがあるからです。エストロゲンは血管壁にコレステロールをためやすい血液中のLDLコレステロール（いわゆる悪玉）を低下させ、血管壁のコレステロールを肝臓に運ぶ働きのあるHDLコレステロール（善玉）の合成を助けます。したがって、エストロゲンが減少すると余分なコレステロールが血管の内側に沈着しやすくなり、動脈硬化や高血圧の原因になるのです。

脳の萎縮によって起こるアルツハイマー病にも効果があるという説もあります。

HRTは人によっては絶大な効果を発揮する治療法で、薬を飲んだ翌日にまるで魔法のように症状がなくなる人もいます。それほどではなくても、しばらく続けることによって「何年も続いていた不快な症状がなくなった」「つらさがうそのように消えた」など、効果を実感している人は大勢います。さらに人によっては「肌がきれいになった、肌のはりが戻った」という思わぬ効用に喜ぶこともあります。

こう書くと「だったら私も肌の美容のためにHRTを」と考える人も出てくるかもしれませんが、HRTは若返りのための薬ではありません。補充療法といういい方でもわかるように、足りないエストロゲンを少し補って減少の波を緩かにしようとするものです。子供が自転車の補助輪をとるとき、最初は大人がうしろで支えてやりますが、ちょうどその支えのようなものです。ほとんどの子供が「離さないでね」といいながらまも

なく走れるようになるのと同じで、ホルモンを少し補ってサポートしている間に、女性の体は徐々にエストロゲンの少ない状態に慣れていきます。人間の体には環境の変化に適応できるホメオスターシスと呼ばれる能力が備わっているのです。

骨粗鬆症や動脈硬化の予防にしてもＨＲＴが万能ではけっしてありません。予防のためには食生活に気をつける、適度に体を動かすなど、よい生活習慣がまず基本になります。

また、ほてりや頭痛、鬱などが別の病気からきていたり、ほかに原因があったりする場合もあります。ＨＲＴに気をとられてほかの病気を見逃すことがないように注意する必要があるでしょう。

ＨＲＴを処方するときに患者さんがいちばん気にするのが副作用です。

どんな薬も副作用のないものはありません。ＨＲＴも服用のしかたによっては月経のような出血があります。エストロゲンやプロゲステロンが子宮内膜に働きかけるからです。乳房に張りや痛みを感じると訴える人もいますが、量を変えたり、体が慣れたりすることで症状を改善できます。多くはありませんが頭痛、発疹、吐き気などの症状が起こる人もいます。

いちばん心配ながんとの関係はどうでしょうか。一九六〇年代にＨＲＴが始められたころはエストロゲンだけの単独投与だったのですが、治療を長期間受けた女性は子宮体がんの発生率が上がることがわかりました。しかしその後、プロゲステロンを併用する方法になってからは、子宮体がんになる心配はなくなりました。ＨＲＴを受けない人より、受けた人のほうが子宮体がんになりにくいというデータもあります。乳がんについては、今のところはっきりした結論は出ていません。長期に治療を受けることで、乳がんになる確率が高くなるという説と、問題はないという説とに分かれているのです。

しかし、次のような人はＨＲＴを受けることができません。

・子宮体がん、乳がんにかかったことのある人
・肝機能に障害のある人
・血栓症になったことのある人

高血圧や糖尿病、子宮筋腫や子宮内膜症などの病気を持つ人は経過を見ながら受けることができます。

なんらかの更年期の症状があるときに、ＨＲＴを受けたほうがいいのか、あるいは受けないほうがいいのかは、その人自身が判断するしかありません。「症状を軽減させるために積極的に使いたい」という人もいれば、「少しつらくても自然に任せたい」と考

ぎるのも困る」といったところです。

ので、「ＨＲＴがオールマイティーと考えるのは問題だけれど、薬だからとこわがりす

える人もいます。私としては、改善できるつらさは無理にがまんすることはないと思う

　ＨＲＴは、閉経しているかどうかには関係なく、更年期の症状がつらい場合は治療を受けられます。また、骨粗鬆症の治療や予防のために受けることもできます。閉経するとコレステロール値が高くなる傾向があるので、それを抑えるために使うこともあります。治療を始めるときは、ホルモンの量を調べるために血液検査をしたり、乳がんや子宮がんの検査を前もって行います。

　女性ホルモンの投与のしかたは、エストロゲンを毎日連続して使い、のちにプロゲステロンを月の約半分だけ併用する方法、エストロゲンとプロゲステロンを毎日服用する方法、エストロゲンの貼り薬とプロゲステロン剤の組合せ、エストロゲンの腟座薬、弱いエストロゲン剤だけの服用、などがあります。補いたいのはエストロゲンですが、その副作用を抑えるためにプロゲステロンを使用します。子宮筋腫などで子宮を取り除いた人にはエストロゲンを単独で投与する場合もあります。

　ＨＲＴを続ける期間は治療の目的によって異なってきます。のぼせ、ほてりなどの更

年期症状には、ふつう二、三カ月で効果が現れます。中には即効で数日のうちにつらい症状が消えたという人もいます。けれどもＨＲＴの効果は人によって差が大きいので、治療の期間もまちまちです。症状に合わせてコントロールすると考えてください。一度やめて症状がぶり返したら、また始めてもいいのです。

骨粗鬆症や動脈硬化の治療や予防の場合は一年から数年単位での長期的な服用になります。

骨量はＨＲＴをやめると減ってしまうので、長く続けたほうが効果があります。患者さんの中には一〇年、一五年と服用を続けている人がいますし、一生続けたいと希望する人もいます。

ところで、日本の医療制度では予防のために健康保険は適用できません。従って、骨粗鬆症の予防のためにＨＲＴを受けたい場合、費用は全額自己負担になります。骨粗鬆症と診断されれば保険が適用されますが、減ってしまった骨量を元に戻すことは困難ですから、予防のためにＨＲＴを自己負担で行うのも一つの選択です。薬代は一カ月約三〇〇〇円。薬としては購入しやすい金額です。

閉経するとコレステロール値が高くなる傾向があるので、それを改善するためにもＨＲＴが使われます。更年期の症状はなにもないのに、コレステロール値が異常に高かっ

たという人は少なからずいますから、定期的に健診を受けていない人はとりわけ注意が必要です。

ホルモン剤というと、ピルと混同する人もいるかもしれません。両方ともエストロゲンとプロゲステロンで成り立っていますが、ピルを飲む主たる目的が避妊であるのに対し、ＨＲＴは卵巣の機能が低下し、女性ホルモンが不足しているのを補う治療です。そのため女性ホルモンの用量はピルより少なくなります。

経口避妊薬ピルの使用にあたって

ピルは錠剤になった避妊薬です。毎日一錠飲むことで避妊ができます。

ピルにはエストロゲンとプロゲステロンの二種類の女性ホルモンが含まれています。女性の卵巣でつくられるものとは少し構造が異なりますが、同じ働きをします。ピルはエストロゲンの含有量によって高用量、中用量、低用量の三種類に分けられます。中用量ピルにはエストロゲンが五〇マイクログラム含まれていますが、低用量ピルに含まれるエストロゲンの量は三〇～四〇マイクログラムです。避妊効果のある最少の量までホ

ルモン量を少なくしているため、その分副作用も少ないのです。

日本で低用量ピルが認可されたのは一九九九年の六月でした。それまで日本では月経困難症に使われる中用量ピルが避妊用にも使われていました。高用量ピルはいまはほとんど使われていません。ここでは、ピルといえば低用量ピルのことを指します。

ピルは一九六〇年に初めてアメリカで発売されて以来、世界各国で使われるようになり、現在ではおよそ九千万人の女性がピルを利用しています。

私は一〇年以上も前から仲間の医師と一緒に避妊効果の高いピルの認可を厚生省に求めてきました。避妊に失敗し、望まない妊娠を告げられてショックを受けている若い患者さんに接するたびに、女性が主体的に避妊できる方法があってほしいと感じていたからです。

女性を対象としたある講演会で「ピルについてどう思いますか」と質問したところ、「妊娠を避けるために上手に使えるようになりたい」「女性が自分で避妊ができるのでよい」という意見がある一方で、「副作用が心配」「体によくないと聞いている」「不自然な感じがする」などの意見も多くありました。ピルに不安を覚えている人たちも、ピルのことをよく知った上で判断しているわけではなく、だれかに聞いて、あるいはなにかで読んでなんとなく不安に思っているというのは残念なことです。

ピルによる避妊の成功率は、正しい使い方をすれば九九％以上といわれています。

ではなぜ、ピルを毎日飲むことで避妊が可能になるのでしょうか。

ピルを飲むと、中に含まれるエストロゲンとプロゲステロンが小腸から吸収され、血液によって体の中を運ばれます。そのため、ホルモンの司令塔である脳の視床下部と下垂体は、二つのホルモンが卵巣から充分に分泌しているものと勘違いをして、ホルモンの分泌を抑えます。その結果、卵子を包み込んでいる原始卵胞は成熟せずに卵巣の中で眠り続けます。しかも、排卵を引き起こす黄体化ホルモンの大量放出もみられなくなり、卵巣は休んでいる状態になります。

このようにして卵巣からのホルモンの分泌が抑えられるので、ピルを飲んだからといって、ホルモン漬けになる心配はありません。そこに、ホルモンが多量に分泌される妊娠時との大きな違いがあります。

ピルの中に含まれるプロゲステロンには子宮の入り口の頸管粘膜を硬くする働きもあります。ふつうは排卵のころになると粘膜がドロッとなって精子のとおりやすい状態になりますが、ピルを飲むと粘膜は硬くなり、精子が入りにくくなるのです。

さらに子宮に作用して、子宮内膜を厚くさせないように働きます。そのため、万一排

卵した場合でも、受精卵が子宮に着床しにくくなります。また、卵管の動きを少し弱める働きもあるといわれています。

このようにピルは、二重三重のガードによって避妊効果をより確実なものにしているのです。

ピルは毎日飲むことで避妊効果が持続します。ふつうは二一錠が一シートにパックされていて、二一日間飲んで、七日間休みます。飲み忘れを防ぐために考えられた二八錠入りのピルもあります。二一錠はホルモン剤の入ったクスリで、残りの七錠はビタミンや鉄などが入っていてホルモン剤は入っていないものです。飲み忘れない自信があるのなら、飲まなくても効果は変わりません。

飲み方に違いはありますが、ピルは避妊を望む間はずっと飲み続ける必要があります。ずっと飲み続けるということに不安を覚える人がいるでしょう。でも、正しい知識をもたずに心配ばかりしているのは賢い方法とはいえません。ピルのことをしっかり知って、その上で「やっぱりや～めた」と思うのももちろん自由ですし、使うか、使わないかの選択をするのもあなた自身です。

ピルによるホルモン変化

上はピルを飲まないときのホルモン変化を、下は飲んだときのホルモン変化を示す。ピルを飲むと4種類のホルモンにほとんど変化がない。

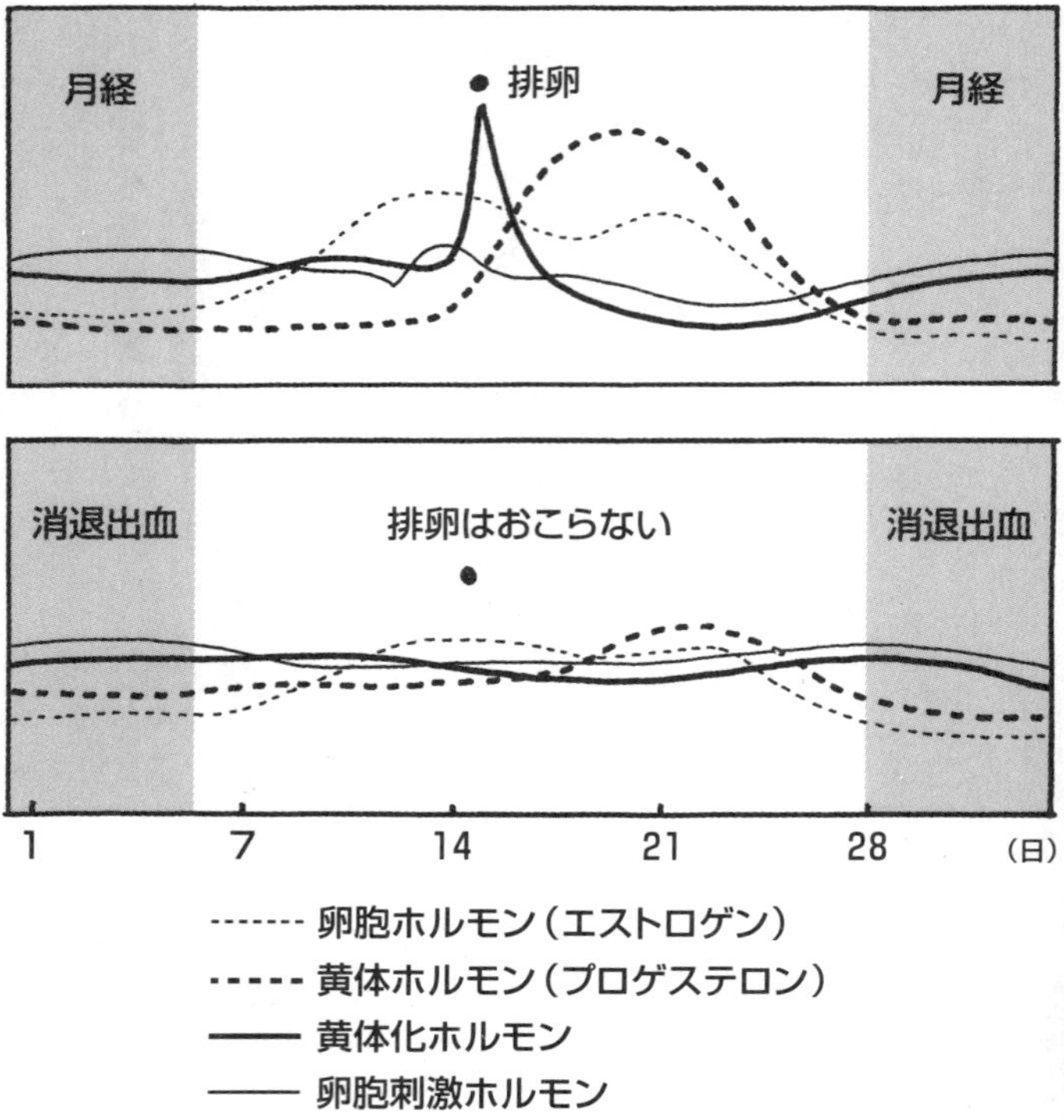

では、ピルはどういう女性に適しているのでしょうか。

ピルは妊娠していない健康な女性ならだれでも飲むことができます。ある種の病気をもつ人やヘビースモーカーの女性は使わないほうがいいのですが、それ以外の人なら一〇代から更年期まで、ほとんどの女性が安全にピルを使えます。とりわけ、
・パートナーがいるけれど結婚したくないし中絶もしたくない人
・結婚してもしばらくは妊娠したくない人
・子供がいてしばらくは避妊したい人
・パートナーが避妊に協力的でない人
といった人に適した避妊法です。パートナーがいても会えるのは年に二、三度という場合は、別の避妊法を考えたほうがいいでしょう。

ピルは毎日飲まなければならない薬ですから、本人の「避妊のために飲む」という意思と、「きちんと飲もう」という自己管理の気持ちがとても重要です。毎日飲むことは簡単なようでなかなか大変なことですから……。

ピルは月経の日をずらしたいときにも使えます。これまでは中用量ピルで行われていましたから、さらに飲みやすくなったわけです。旅行やスポーツの試合などに月経が重なりそうなときは早めに婦人科で受診して、ピルをもらいます。できれば一カ月前、少

なくとも次の月経が始まる二週間前には病院へ行くようにします。

更年期のピルの使用について考えてみましょう。

三〇代といえば女性の一生の中でも充実する時代でしょうが、卵巣はひと足早く三五歳ころから機能が低下し始めます。更年期のころになると月経はあっても排卵のないことが多く、妊娠の可能性は低くなります。とはいえ、たまにポコンと排卵することがあるので安心はできません。不規則な排卵なので、つねに避妊をしなければ妊娠する可能性があります。避妊法としてピルを望むなら、使用を継続したほうがいいでしょう。避妊と同時に分泌が減った卵胞ホルモンを補充することができますから、ホルモンの変化を緩かに保てるという副効用も生まれます。

ただし、閉経していることがわかれば避妊目的にピルを使う必要はなくなるので、ホルモンの補充が必要なら、ホルモン補充療法に切り替えるほうが適切です。

更年期でもピルは使えますが、ライフスタイルや性交の回数などを考えると子宮に入れる避妊具であるリングやコンドームのほうが適当という人も多いかもしれません。どの年代においても、ピルはあくまで一つの選択肢と考えてください。

ピルにもいくつかの副作用はあります。

ピルを飲み始めたとき、「なんでもない」という人のほうが多いのですが、中には吐き気や胸やけがしたり、頭痛がしたり、わずかな出血がみられる人もいます。しかし、これらは一時的にホルモンのバランスが乱れたために起きることで、しばらく服用を続けて体が新しいホルモン環境に慣れればたいていおさまります。飲み始めて二〜三カ月たっても同じような症状があるときは、薬を替えてみるといいでしょう。いま日本では数種類のピルが発売されていますから、ほとんどの女性は自分にあったピルを見つけられるはずです。

現在、ピルでもっとも心配される大きな副作用は血栓症です。血栓症というのは血管がつまる病気です。ピルに含まれるエストロゲンに血液の粘度を高くする働きがあり、血管がつまりやすくなると考えられています。ただし、これはだれにでも当てはまることではなく、その人が持っている遺伝的な体質や生活習慣と大きく関わっています。たとえば家族の中に血栓症の人がいる場合は注意が必要です。

ピルを使っている女性で血栓症のために入院するのは年間一万人あたりにつき一〜二人で、ピルを使っていない人より一・五〜二倍多くなっています。しかし、この病気は妊娠した人がかかりやすく、ピルに関係なく妊娠・出産で、一万人あたりにつき六〜八

人がかかることが報告されています。ピルだけが悪いということではないのです。たばこは血管をつまらせるリスクを大きくするので、たばこを多く吸う女性も要注意です。たばこを吸うと血液の粘度が高くなり、血管がつまりやすくなります。健康な人なら問題はないのですが、たばこを吸う人には二重のリスクになります。

そのほか、乳がんや子宮体がんの疑いのある人、高血圧や糖尿病、肝機能障害や腎障害のある人、肥満度の高い人などもピルを使えなかったり、慎重に対応する必要があります。

また、出産後、母乳を飲ませている女性は、母乳の出が悪くなるのでピルは使えません。欧米では、こういう女性のためにプロゲステロンだけのピル（ミニピル）がありますが、日本では認可されていません。

「ピルを飲むと太るの？」という質問もよく受けます。

中用量ピルのときには確かに体重が増えるということがありました。ピルに含まれるエストロゲンには体の組織内に水分をとり込みやすくする作用があるためです。低用量ピルの場合はホルモン量がずっと少ないので、作用はマイルドになっています。

実は同じようなことが私たちの体の中でも起こっています。月経が終わって排卵まで

はエストロゲンが多く分泌されるため、水分が体にとり込まれやすい状態です。多少の体重増加もあるかもしれませんが、肌をみずみずしくしっとりさせるというメリットもあります。ちなみに、排卵後に出るプロゲステロンは皮脂分泌を促す働きがあるため、ニキビが出やすくなったり、肌が黒ずんだりします。

ピルを飲むと太るというのはピルのせいというよりも、月経のトラブルや妊娠の心配がなくなって少し食が進むため、という要素のほうが多いと考えられます。これはピルの責任ではなく、本人の食べ方の問題です。

「ピルを飲むと不妊になるの?」、このこともしばしば聞かれます。

ピルは四〇年以上にわたって、これほど研究された薬はないといわれるくらい徹底して調べられました。その結果、ピルを飲むことで、不妊になるリスクはかえって減ることがわかりました。これは、ピルを飲むことによって子宮内感染症、子宮内膜症、子宮筋腫といった不妊の原因になる病気の危険因子が減るためです。

ピルを飲んでいる間は排卵がないので妊娠はしませんが、ピルをやめればお休みしていた卵巣は働きはじめ、排卵が起き、妊娠が可能になります。

避妊のためにしかたなくピルを飲むと考えるより、将来いい妊娠と出産をするために、

きちんとピルを飲んでその日に備える、そんなプラス思考のほうがいいと思いませんか。

赤ちゃんへの影響も慎重に調べられましたが、妊娠を知らずにピルを使い続けた場合でも、先天的な病気の発生する割合は、使わなかった場合と同じであることがわかりました。ピルをやめてから妊娠した場合も、不妊や奇形の発生率などに影響は見られません。

一時問題になった乳がんのリスクについても大がかりな研究が行われ、ピルが乳がんを起こすことはないことがわかっています。ピルを使っている女性は、乳がんが見つかる割合がほんの少し高いのですが、これはピルを飲んでいる女性は定期的に医師にかかっていることが多く、また、ピルによって初期のがん細胞のサイズが大きくなるので、発見されやすくなるためと考えられています。ピル服用中に乳がんが発見された女性は、がんが転移する確率がピルを使っていない女性より低いといわれています。

ピルは避妊の薬ですから、エイズなどの性感染症（ＳＴＤ）を予防することはできません。性感染症の予防にはコンドームが有効です。しかし、ピルの中に含まれるプロゲステロンは子宮の入り口の頸管粘膜を硬くしてふたをしたような状態にする働きがあるので、細菌の侵入を防いで、多少感染しにくくなるといわれています。

薬と聞くと副作用ばかり心配されますが、ピルには体へのプラスの効果もあります。ピルを飲むと毎月あった排卵は抑えられます。排卵されなかった卵子はどうなるのでしょう。卵子はそれまでと同様に卵巣の中で眠り続けるだけです。

よく、ピルのような薬を飲むのは「不自然」だから体にいいはずがないという声をききます。しかし本来、生物としての女性は、つねに妊娠・出産をくり返すようにできています。生物としての女性にとって自然なことは、一六歳ころに初めての月経を迎え、ほどなく妊娠し、出産すれば数年にわたって授乳をし、数年のうちにまたすぐ妊娠するというパターンでした。妊娠中や授乳中は排卵が止まるので、その間卵巣は休むことができました。昔の女性は自然な状態だと、生涯に四〇～五〇回の月経を経験する程度だったといわれています。

ところが現代では、女性は生涯の間に四〇〇～五〇〇回もの月経を経験します。その間、卵巣は働き続け、女性の体は毎月ホルモンの波に襲われます。最近多くなっている子宮内膜症、子宮筋腫、卵巣がん、子宮がん、乳がんなどは、こうした女性のライフスタイルの変化も大きな原因になっていると考えられています。

ピルを飲むと体は、授乳しているときの無排卵の時期とよく似た状態になります。このことで、副効用と呼ばれる避妊以外のメリットがいろいろ生まれます。

ピルを数年飲み続けることで、子宮内膜症が予防できたり、卵巣がんの進行を抑える効果も確認されています。卵巣がんは、排卵時に卵巣の一部の細胞が損傷されてその傷を元にして生じるわけですから、ピルで排卵を抑制すればがんの発生や進行が抑えられるというわけです。

月経不順や月経痛など月経のトラブルが改善されることも大きなメリットです。ピルを飲むと月経はなくなると思っている人もいるようですが、出血はあります。ピルを飲んで抑えられるのは排卵で、ピルに含まれるホルモンの働きで子宮内膜は変化し出血します（月経様出血）。ピルは二八日周期で飲むので、月経様出血も二八日周期で定期的に確実に起こることになります。

ただし、月経不順といっても原因はいろいろです。もっとも多いホルモンのアンバランスによるものは、ピルを飲むことにより改善されることも期待できますが、中には卵巣や子宮に問題がある場合もありますから、原因を確かめることが重要です。

ピルを飲まないときにくらべて子宮内膜が厚くならないため出血量は少なく月経痛も軽くなります。「今までの痛みがうそみたい」と喜ぶ人もいます。これもピルの副効用です。「避妊が必要でなくなっても、月経痛を軽くするためにピルを飲み続けていいのですか」と尋ねた女性がいます。答えは「ＹＥＳ」です。ピルは避妊のための薬ですが、

月経痛緩和の副効用を利用することはできます。ただし月経痛には、鎮痛剤などその治療を目的とした薬もあります。

ピルは薬局やコンビニでは買えません。ピルを飲むためには医師の処方箋が必要です。そこがコンビニで買えるコンドームと大きく違うところです。

ピルを処方してもらうためには検査が必要です。使用に関して出されたガイドラインによると、次のような多くの検査項目があげられています。

・血圧測定
・身長・体重測定
・検尿
・血液検査
・内診
・子宮がん細胞診
・乳がん検診（触診）
・性感染症検査

ガイドラインでは、問診で危険因子がないと思われる場合にも、この検査項目を実施

する必要があると説明されています。しかし検査項目が増えると、利用しやすさ、費用の面で利用者の負担が増えます。ピルは健康な人が飲む薬なので、ピルにも検査にも健康保険は適用されず、検査項目が多くなると経済的な負担も増えてしまいます。なにより、危険因子がないのに不要な検査を行うのはおかしなことです。これまでのデータからWHO（世界保健機関）では、ピルの処方には問診と血圧測定で充分であり、不要な検査はピルの継続使用を妨げるとしています。

欧米では一年に一度か二度、かかりつけの医師を訪れ、病気などが疑われる場合を除いて特別な検査は受けずにピルを処方してもらえます。また、家族計画クリニックなどに避妊の相談に行くと、無料でピルがもらえるシステムになっており、日本とは大きな違いです。日本でも必要最小限の検査で、しかも保険でピルが処方できるように、同じ考えの女医さんや保健婦さんたちとともに運動を続けています。

ピルは二八日分で三千円くらいです。検査は内容によって値段が違ってきますが、血液検査や検尿、性感染症の検査などをすると二～三万円くらいはかかります。

ピルを飲み忘れて性行為をしてしまったとき、コンドームが破れたり、はずれたりしてしまったとき、無理やり性行為をさせられたとき、あるいはレイプされたとき――こ

のようなときのために「緊急避妊法」と呼ばれるピルを使った避妊法があります。使われるのはホルモン含有量が多い中用量ピルです。性行為をしたときから七二時間以内に二錠飲み、一二時間後にさらに二錠服用します。通常より多く服用することで、排卵を抑制し精子と卵子の結合や受精卵の子宮内膜への着床を防ぎます。服用以前にすでに排卵している場合もあり、避妊効果は七〇％といわれますが、なにもしないよりはずっといいでしょう。「避妊に失敗した」と思ったときはできるだけ早く婦人科に行って相談してください。と書くのは簡単なのですが、中には「緊急避妊用ピル」の存在を知らない婦人科の医師もいます。ピルはようやく市民権を得たばかりですから、これもやむを得ないことではあります。

婦人科以外でも、ピルのことをよく勉強している内科や小児科の医師も数は少ないけれどいますから、ピルを利用したいと思う人はいい医師をさがすことから始めなければならないでしょう（5章参照）。本書の巻末に掲げた医師のリストも参考にしてください。

緊急避難用ピルはホルモン量が多いので、一時的ですが気分が悪くなったり、ムカムカしたりとかなりの副作用があります。緊急とあるようにあくまでも非常用。一生のうち何度も利用できるものではありません。

こわい性感染症

性感染症は感染した人の精液や分泌液が性交や性的な接触によってうつる病気をいいます。性器と性器、性器と肛門、性器と口などが接触するとき粘液に触れることによって感染します。Sexually Transmitted Disease の頭文字をとってＳＴＤともいわれます。

ＳＴＤは大昔からあった病気ですが、今また、日本でも世界でもその蔓延が心配されています。一九九九年九月の厚生省の発表では、日本でＳＴＤにかかっている人の数は約六〇万人にのぼると推定されています。また、最近のある調査では、妊娠した人の一〇％弱、女子大生の二〇％がＳＴＤの一つであるクラミジア感染症にかかっていたということが報告されています。昔に比べて性行動が活発になっている現在、だれでもかかる可能性がある病気だといえます。

ＳＴＤは微生物や細菌、ウイルスなどが原因で起こります。エイズはＨＩＶウイルスによって起こるＨＩＶ感染症の発症した状態をいいますが、扱いにくい新しいＳＴＤの一つです。

ＳＴＤはクラミジア感染症、トリコモナス感染症、性器ヘルペス、尖圭コンジローム、カンジダ膣炎、梅毒、淋病、エイズ、毛じらみなど多くの種類があり、症状もおりものが多くなる、尿がしみる、性器がかゆいなど軽いものから、エイズのように命に関わるものまでさまざまです。

軽症のＳＴＤでも、粘膜や性器に炎症を起こしていたり傷があったりすると、そこからＨＩＶウイルスが感染しやすいため、ＨＩＶ感染のリスクが二倍、三倍と高くなることがわかっています。

私が診察室でＳＴＤの話をしても、ほとんどの人が驚くほどなんの知識ももっていません。「私には関係なさそうだから」というのがいちばん多い反応です。「あまりに無防備すぎる」というのが私の正直な感想です。

ＳＴＤの困ったところは感染に気がつかないことです。細菌やウイルスなどによる病気にはほとんど潜伏期間があります。潜伏期間というのは感染してから発病するまでの期間のことで、この間は体の中に侵入した細菌やウイルスはおとなしくしています。たとえばＨＩＶ感染症の潜伏期間は平均で一〇年ですが、もっと長い人もいます。

発病しても症状が軽くて気がつかないこともあります。たとえばクラミジアは男性に

は尿道炎のような症状が出ますが、女性には症状が現れないことも多く、そのため知らないうちにパートナーにうつしてしまうことがあるのです。しかし女性の場合、まれに非常に激しい症状があらわれるときもあります。

複数の人とつきあっていたり、不特定の人と性行為をしていたりすると性感染症にかかる危険度が高くなるのは確かです。では、特定の男性とだけ性行為をしている女性がまったく安心かといえば、そうでもないのです。あなたのパートナーが以前つきあっていた女性から知らないうちに感染していた、ということもあります。知らないうちに、気がつかないままに一人の感染から何人もに広まってしまうことが現実にあるのです。

性感染症の予防に有効なのはコンドームです。もちろん正しく装着して使うことが条件ですが……。欧米では避妊にはピルや、コンドーム以外の避妊具を使い、STD予防にはコンドームを使うダブル・ダッチ法と呼ばれる方法が常識になっています。

二人がこれまでSTDに感染している危険がなく、そして、パートナー以外のだれとも性的な接触をしていなければ安全ですが、それが確信できない相手とはオールコンドームが原則です。かたときも忘れないで、といいたいですね。現状では、女性がうつされることのほうが多く症状も重くなりやすいので、自己防衛が必要です。

知らない男女がつきあい始めたとき、二人で性感染症の検査を受け、感染していないことを確かめてから性行為をする時代になったと私は思っています。複数のパートナーがいたり、アバンチュールを楽しんだりすることが多い人は、定期的に検査を受けることが義務と考えてください。

性感染症に感染しないように気をつけることがまず大事ですが、万一感染した場合は、恥かしいからとそのまま放っておいたりせず、すぐに二人で治療を開始することが肝心です。そして、完治するまでは性行為を控えることが望ましいのですが、それができなければコンドームを使います。もちろん、最初から最後までです。

「治療をしない」「パートナーに伝えない」、この二つのことがSTDの蔓延に拍車をかけていることは明白です。

STDは内診でわかるものもありますが、必要があればおりものを検査したり血液検査を行ったりして診断することになります。原則として女性は婦人科で、男性は泌尿器科で受診しますが、二人そろって婦人科で受診して薬をもらうこともできます。

エイズや梅毒の検査は保健所で匿名で受けることもできます。といっても、「対応した保健所の人から白い目で見られた」という経験を持つ人もいますから、肩身の狭い思いをする場合もありそうです。

性感染症は早期に治療すれば治りやすく、後遺症を残すことも少なくなります。とにかく早く見つけて治療を始めることが最良の選択です。どちらかがあやしいと思ったときは二人で検査を受け、感染している場合はパートナーも一緒に治療をします。そうでないと、せっかく治療をしてもまた感染してしまいます。

◎クラミジア感染症

ＳＴＤにはさまざまな種類がありますが、世界的に問題になっているのがクラミジア感染症です。日本でも急増している性感染症です。

私の診察室に婚約中の女性が「おなかが痛い」と彼とともにきたことがあります。話を聞いてみると二週間くらい前に初めて彼と性行為をしたといいます。検査をしたところクラミジアでした。彼女には思い当たることがなにもなく、彼からうつされたとしか考えられなかったので私が彼に聞いてみると、「前につきあっていた女性からうつされたのかも」と彼自身びっくりしながら話してくれました。「まじめそうだったのに」とは彼の感想でした。早く見つかったのでよかったのですが、知らずに妊娠していたら、胎児にも影響が出たかもしれません。この二人はいたってふつうのカップルでした。

クラミジアは、クラミジア・トラコーマティスという病原体によって起こります。困

ったことに、この病気は感染してもあまり自覚症状がないまま、静かに進行することが多く、おりものが増えたり、少し変なにおいがしたりする程度です。「変だな」と思うまで放っておくと、その間に体の中ではジワジワと症状が進み、膣炎や外陰炎、膀胱炎を起こし、子宮の奥まで炎症が広がると子宮内膜炎を起こします。卵管にまで炎症がおよべば卵管がふさがって不妊症になることもあります。実際に不妊の検査にきた人の卵管からクラミジアが見つかることが最近は増えています。

運よく妊娠できたとしても、どこかに潜んでいたクラミジアが増殖して妊娠中に再び活動を始めることがあります。赤ちゃんを包む卵膜が感染し、破水して早産したら赤ちゃんはうまく育ちません。育っても未熟で障害を持つ子になる危険もあります。また、赤ちゃんが産道を通って出てくるときに、クラミジアの病原体を飲み込んで感染すると、最悪の場合肺炎や髄膜炎になったりします。

治療には特定の抗生物質が有効です。症状が進んでいる場合は病状に合わせて治療を行います。

◎トリコモナス感染症

トリコモナスという、目では見えない小さな原虫の感染によって起こります。男性の

亀頭や尿道の中にいたこの原虫が性行為によって女性の膣に入って感染するのがいちばん多い感染経路です。女性はおりものが増えたりいやなにおいがしたり、外陰部がただれたりし、強いかゆみも伴います。膣炎や膀胱炎を起こすこともあります。飲み薬や膣に座薬を入れて治療します。

◎性器ヘルペス

これも増えている性感染症で、病原体は広く分布しているヘルペスウイルスです。女性、男性ともに性器に小さな水泡ができます。その水泡はやけどと同じようなもので、破れると潰瘍になってただれ、ひどく痛みます。口内炎がたくさんできているようなものです。尿やお湯がしみるために、排尿や入浴がとてもつらくなります。初めての感染のときは高熱が出ることもあります。

出産時に母親にこの感染があると、新生児が生まれるときに感染しやすく、脳炎や肺炎を起こして死亡する確率が高いため、帝王切開を行う必要があります。妊娠中に検査をしておくと安心です。

ヘルペスには特効薬があり、内服薬と塗り薬で急速に症状はよくなるのですが、完治はむずかしく、ウイルスをなくすことはできません。体内にウイルスが潜んでいるため、

多くの場合再発します。ただ、再発の場合は症状は軽くてすみます。再発するたびに抗ウイルス剤を内服し、そのうちに再発しなくなるのを待つしかありません。ヘルペスは、男性がかかった場合八割が無症状ですので、自分がヘルペスウイルスをもっているのを知らない人がほとんどです。

◎尖圭コンジローム

ウイルス（ヒト・パピロマ・ウイルス）の感染で起こるもので、尖った大小のイボが外陰部とその周辺にでき、どんどん広がります。ひどいとイボが群がってカリフラワー状になることもあります。痛みは少ないのですが、このウイルスは子宮頸がんの発生に関係していることがわかっています。

イボが小さいうちに、液体窒素によって冷凍凝固してしまう方法なら痛みもなく有効です。そのほかレーザー光線などで手術する方法もあります。

◎カンジダ膣炎

カビ（真菌）の一種であるカンジダ菌の感染によって起こります。性行為によって感染しますが、カンジダ菌は口の中や膣の中に普段からいる菌なので、疲れて抵抗力が落

ちたりしてもかかります。また、妊娠中は女性ホルモンが増えるためカビの繁殖に好条件となり感染しやすくなります。

白いカッテージチーズのようなおりものが出て、激しいかゆみを伴います。

治療には飲み薬や座薬を使います。治るけれど再発もするので、抵抗力を高めるような生活も大事です。

抗生物質を続けて飲んだとき、腸内の常在菌のバランスがくずれて感染することもあります。

◎梅毒

昔に比べると減ってはいますが、あなどれない病気です。梅毒トレポネーマという病原菌によって感染します。

性器にしこりやブツブツができたり、太もものつけ根にグリグリができたりしますが、どちらも痛みはありません。放っておくとなくなりますが、治ったわけではなく、静かに全身に広がっていき、何年もたつと内臓や脳などにも障害を起こすようになります。

母親が感染していると流産や早産になったり、赤ちゃんに感染して先天性梅毒になる危険もあります。

妊娠初期には血液でさまざまな病気をチェックするのですが、そのとき初めて梅毒にかかっているとわかることがあります。独身時代に男性が感染し、気づかないまま結婚して妻にうつしてしまったというケースもあります。

梅毒は飲み薬、注射など抗生物質で治療しますが、気長な治療が必要です。

◎淋病

性器以外にも尿道、直腸、のど、目などの粘膜にも感染し、化膿します。女性では、膣から黄色のうみのようなおりものが出ます。しかし、自覚症状がなく気がつかないことも多いのです。菌が子宮の中まで進入すると子宮内膜炎や卵管炎になり、不妊の原因になることもあります。

母親が感染していると赤ちゃんが結膜炎を起こして失明することもあります。

治療には抗生物質が有効ですが、最近は抗生物質が効かない菌も出ています。

◎エイズ

エイズは、英語では acquired immunodeficiency syndrome、ＡＩＤＳと呼ばれます。日本語では「後天性免疫不全症候群」といいます。エイズはＨＩＶ（エイズウイルス）

の感染症の末期の状態をいいます。

私たちの体の中に外からばい菌やウイルスが侵入してくると、血液中の白血球がこれらの異物を排除して体を守ってくれます。この守りのことを免疫といいます。体の中にはカビや原虫も住んでいるのですが、これらも免疫によって防御されていますから、体の害になることはふつうはありません。

この免疫の中心になるのがヘルパーＴリンパ球です。ヘルパーＴリンパ球は野球の監督のように、たくさんの白血球に指令を出して、免疫の働きをまとめています。エイズウイルスはこのヘルパーＴリンパ球にとりついて破壊してしまうのです。その結果、体の免疫力が極端に低下するというおそろしいことになります。

たいていの場合、ＨＩＶウイルスに感染しても、すぐにはなんの症状も現れません。感染してからエイズという病気を発症するまでに長い潜伏期間があるのが、この病気の特徴の一つです。潜伏期間中は、ふだんどおりの日常生活が送れるのですが、なんらかの要因でウイルスが急に増殖し始めると、ヘルパーＴリンパ球は次々壊されて数が急激に減ってしまい、私たちの体の免疫力を低下させてしまうのです。そのため、いろいろな病気にかかりやすくなって衰弱し、最後は死んでしまいます。

エイズウイルスは血液に多くいます。わが国では血友病の患者さんたちが血液製剤で

ＨＩＶに感染させられ、多くの人が亡くなりました。

血液が大きな感染ルートの一つですから、注射針を共有して麻薬や覚醒剤を回し打ちすることによってもエイズウイルスはうつります。

エイズウイルスは精液にも多くいます。血液と同じようにヘルパーＴリンパ球がたくさんいるからです。したがって性行為によっても感染します。

もう一つ、感染した母親から胎児への感染のルートがあります。ＨＩＶの感染ルートは大きくわけるとこの三つです。

エイズウイルスは人の体に大きな打撃を与えますが、かぜのウイルスなどに比べるとずっと感染力の弱いウイルスです。かぜのようにくしゃみでうつることはないし、キスでもうつりません。一回の性行為でうつる確率は、淋病五〇％、梅毒一五～三〇％に対し、ＨＩＶは〇・一～一・〇％です。確率だけみればとても低いように感じられるでしょう。けれども一度感染したならば、そのダメージは他の性感染症と比較にならないくらい大きいものです。また性感染症に感染しているとＨＩＶにもかかりやすくなります。

いまのところ、エイズを治す特効薬はありません。でも、いろいろな薬が開発され、感染がわかった時点から治療を始めてエイズの発症を遅らせたり、発症しても進行を遅らせたりする方法がとられています。

5章　医師と上手につきあうために

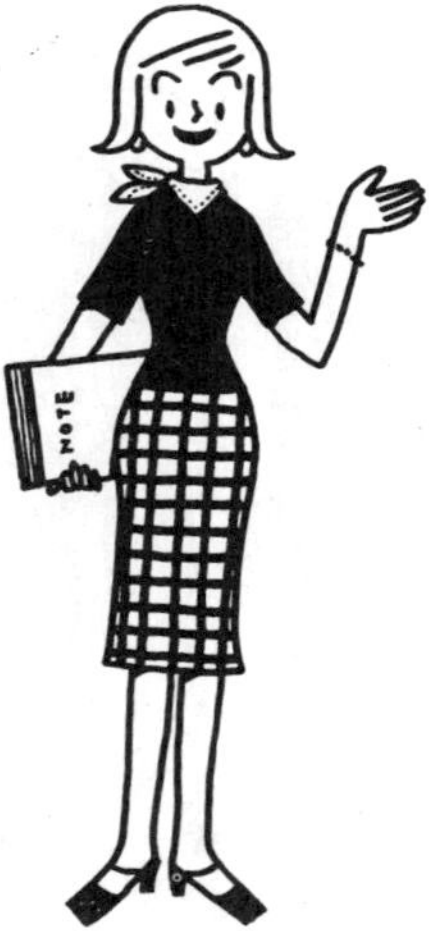

患者が医師や病院を選ぶ時代といわれるようになりました。しかし、二時間、三時間待って三分診療というのが大きな病院の現状です。患者さんは症状をゆっくり説明する時間も医師の話を聞く時間もありません。現行の保険システムではやむを得ないところもあるのですが、患者さんのほうが意識を変え、行動に移していくことで改善できるところも多いと感じます。

「いい患者さんがいい医師をつくる」、これは私がいつもいっていることです。本書を読んでくださっているあなたも、医師にかかるときは賢い患者になってほしいと思います。そのための知識と技術をここで仕入れてください。

病院はこうして選ぶ

いい病院、いい医師を見つけるためにはどうしたらよいか、これはなかなかむずかしいことです。友だちからいい医師にかかっていると教えられ、その病院が家からそう遠くなく、受診してみたらとても感じがよく信頼できそうな医師だった、となれば理想的なのですが、なかなかそううまくはいきません。

いい病院を選ぶためにはその病院のことを知るのが先決。そこから始めましょう。

私は「虎の門病院」というところで診察をしていますが、虎の門病院は内科、外科、産婦人科というように専門によって診療の科目が分かれています。このような病院を総合病院といいます。

大学病院は大学に併設された病院で総合病院と同様に診療科目が多く、検査設備も整っています。建物が大きく施設も充実していますが、患者さんが多くて待ち時間が長く、しかも診察時間は短いといった欠点があります。これは混んでいる総合病院でも共通していることです。大学病院は大学の訓練機関でもあるため医師の異動が頻繁で、病院の

中でも外来勤務と病棟勤務があるため、決まった医師にかかるのがむずかしく、これも患者さんにとってはマイナス面です。

大きい病院ほど専門性が高く、動悸がするといえば循環器に、腰が痛いといえば整形に、やる気が起こらないといえば精神科にと、体を部分的に診察されることがあり、具合が悪くて病院を訪ねたのに、診察が終わると来たときよりもぐったりしてしまう人も冗談でなくいます。

産婦人科医院の多くは診察に当たる医師自身が経営者で、入院のための設備はないか、あってもそれほどベッド数は多くなく（正式には一九床以下）、気軽に診察を受けられるというメリットがあります。妊娠・出産以外の女性の体の不調や更年期に関心を持つ医師は増えているし、更年期診療に力を入れている診療所も少しずつではありますが、できています。私が嘱託医をしている「女性成人病クリニック」は、更年期の女性のために開設された診療所です。週に一回診察を受け持っている「主婦会館クリニック」の患者さんも更年期の女性がほとんどです。

どの病院がいいかは一概にはいえません。それぞれにプラス面とマイナス面がありま す。専門性の高い病気のときは大学病院のほうが安心といえそうですが、合併症が心配な場合は大学病院より他科との連携がよい中小の総合病院のほうが有利かもしれません。

けれども、中小の病院がすべて連携がいいかといえばそれも絶対ではありません。

婦人科の病気に限りませんが、通いやすい近所の病院の医師を主治医に持ち、病気が重いときや専門の治療が必要なときはその主治医から大きな病院を紹介してもらうのが、患者さんにとって負担の少ない安心な方法ではないかと私は考えています。


次は病院をさがすための情報集めです。

いちばん確実なのは、その病院にかかったことのある患者さんやその家族から話を聞くことです。どんな医師なのか、どんな治療が受けられるのかを、実際に通院したり入院したりしたことのある人から聞くことができれば、かなり正確なことがわかるでしょう。親しい人でなくても「そういえばあの人が……」といった情報をキャッチできれば、連絡をとるなどして病院さがしに役立てられます。

知り合いに医師、看護婦、検査技師、薬剤師といった医療スタッフがいれば心強い味方になります。そんな都合のいい知り合いはいないかもしれませんが、アンテナを張っていれば見つかる可能性は意外とあるものです。

「病院ランキング」「病院のさがし方」といった本も出版されていますから、本で調べるのも一つの方法です。最近はインターネットでさがすやり方もあります。

いくつか候補があがったら電話をしてみましょう。電話の応対の良し悪しも病院選びの一つの物差しです。大きな病院には総合案内があってベテランのナースが応対してくれますから、聞きたいことをメモして尋ねてみます。複数の病院に電話をかけてみると差が明らかにわかります。「どの先生がいいでしょうか」という質問はあまりに直接的ですが、「できれば女医さんで穏やかに話してくださる先生がいいのですが」、そんな聞き方をすれば特定の医師を教えてもらうことができるかもしれません。

決まった医師を希望する場合は、診察が受けられるかどうかを確認します。ふつうは初診は○曜日の○時と決まっていますが、病院によっては紹介状がないと受診できない場合もあります。

このように少しは手間暇がかかりますが、いい病院、いい医師を見つけるためには患者さんのほうにもある程度の努力はしてほしいと思います。

近所の病院をさがすときは保健所も一つの窓口になります。ただし、保健所は公共のところで、公平さが求められますから、特定の病院や医師を推薦してもらうことはむずかしいといえます。尋ねる相手にもよるでしょう。保健所の中で事務を担当している人だと電話帳と同程度の情報しか持っていないかもしれませんが、地域をまわっている保健婦さんなら、女医さんのいる病院や、更年期に強い医師についても詳しい情報が期待

できそうです。電話で質問してもいいのですが、いい感触が得られたら実際に保健所を訪ねるのが結局は近道です。彼らとのやりとりの中で希望の病院や医師が見つかることがあります。

私が診療している「女性成人病クリニック」は、自由診療の診療所です。ここで保険診療と自由診療について触れておきましょう。

日本ではほとんどの人がなんらかの医療保険に入っていますから、病気になっても二〜三割くらいの医療費を負担するだけで診療が受けられます。これに対して全額を負担するのが自由診療です。自費診療ともいわれます。病院で「これは保険がききません」といわれることがありますが、それが自由診療です。正常な妊娠・出産にかかる費用、歯列矯正、自分の希望でかかった医療、カウンセリングなどは保険がききません。「虎の門病院」は保険のきく病院です。更年期障害と診断されたとき、診療に対しても薬に対しても保険が適用されます。これに対して、「女性成人病クリニック」は自由診療ですから費用はすべて個人負担になります。

自由診療は経済的な面では保険診療の数倍かかりますが、メリットがいろいろあります。いちばんのよさは予約診療ですから、待ち時間がないこと、そして診療に時間をか

けられることです。「女性成人病クリニック」院長の村崎芙蓉子さんは、以前は循環器の医師として大学病院に勤務していましたが、クリニックを開設するとき「三分診療ではなく、ゆとりをもって話し合い、患者さんの心と体をトータルに診ていきたい」とあえて自由診療を選びました。医師の側からいっても、患者さんの訴えを充分に聞きながら落ち着いて診察ができるのはうれしいことです。

たとえば更年期の治療はホルモンや漢方による薬物治療が主になりますが、更年期のことを充分理解し、よく話を聞いてくれる医師に出会うとそれだけで症状が軽減される人がかなりの割合でいます。患者さんはしばしば「つらい気持ちを受け止めてもらえて、心が軽くなった」といいますが、「つらい気持ちを受け止めてもらえる」ことは、更年期の治療ではとりわけ大事です。

保険診療では多くの場合、薬は二～四週間分しか処方できませんが、自由診療では必要に応じて二～三カ月分渡すことができます。忙しい人、遠方の人にはこの点でも感謝されます。

自由診療の値段は病院によって異なりますが、初診が二～三万円、以後は一～二万円くらいが目安で、これに検査料が加わります。

診察を受けたいときは事前に電話で予約するようにします。女性成人病クリニックで

は、電話での問い合わせには自由診療の料金も詳しく伝えています。

自分に合った医師を見つけよう

どんな医師がいいかを考える前に、どんな医師が信頼できないのかを患者さんに聞いてみたところ、

・患者の顔を見ないでカルテに記入ばかりしている
・専門用語をやたらに使う
・薬や治療法をほとんど説明しない
・検査結果を異常なしというだけ
・治療法を無理強いする

などの意見が出ました。

このような医師の態度で共通しているのは、「医師が主役で患者は脇役」ということです。具合が悪くて病院を訪ねるのは患者さんなのですから、患者さんが主役でないとやはりおかしいですね。

余談ですが、このごろは患者さんのことを様づけで呼ぶ病院があります。「堀口様、中へどうぞ」という具合です。病院のスタッフが抵抗を感じたり、患者さん自身が照れくさがったりという反応はあるようですが、患者さんへの対応は確実によくなったと聞きます。言葉がていねいになることで態度もよくなるというのです。態度のよくなかったスタッフほど改善がみられたといいますから、こんなことも患者さんを主役にするための具体的な技術の一つかもしれません。

診察を受けるときに重要なのは「患者さんであるあなた自身がどれだけ納得して診察を受けることができるか」です。話が上手でなくても病気のことをよく説明してくれ、疑問や不安にきちんと答えてくれる医師ならまずだいじょうぶでしょう。

専門用語で一方的に説明する医師、いそうですね。そういうやり方では患者さんを説得できても納得させることはできません。わからなかったら質問すればいいという医師もいますが、緊張している患者さんは質問したくても何を聞いていいのかわからないのが現状です。白衣を着た医師に血圧を測ってもらうとそれが精神的なプレッシャーになり血圧が上昇する、白衣性高血圧という病気まであるくらい患者さんは緊張しているのですから。

話もそこそこに「内診台に上がって」「まず検査をしましょう」などという医師は、

患者さんのほうから断りましょう。「今日はもういいです」とそのまま帰ってきてもかまわないのです。

ピルを処方してもらいに行ったのに、問診もそこそこに検査をすすめる医師も信頼できません。

「検査ではどこも異常ありません」といわれても、つらい症状があったからこそ医師を訪ねたのです。「異常なし」の言葉に納得できない人が多いことを医師はもっと意識するべきですね。

「検査では異常ありませんが、気になるなら別の科を紹介しますよ」とか、「とくに心配することはなさそうですが、様子がおかしければまたいつでも来てください」などと医師からいわれてとても安心できたという人もいます。

看護婦さんの接し方がいいかどうかも、よい医療を受けるための大きな条件です。看護婦さんの接し方で患者さんが癒されることは多いのです。

なんだか人当たりが悪くていやな先生だと思っても、次に行ってみるといい先生だったということはよくあります。その次行ったらもっとよかった。なじみになるほどいいと思える医師を、私は〝するめ医師〟と呼んでいます。つきあえばつきあうほど味が出

る医師です。一方初めは人当たりがいいのですが、そのうちだんだん中身のないことがわかってくる、つまり、かむほどに味がなくなるこういう医師を〝チューインガム医師〟と呼びます。だから、一回の診察だけでいいか悪いかを決めてしまうのは考えものかもしれません。

普段は穏やかな先生なのに、たまたま前の患者さんが物わかりの悪い人でゴチャゴチャいわれて疲れ果てているときもあります。朝から猛烈に忙しくて、お昼食も食べずにくたくたという日もあります。医師も生身の人間ですから、いろいろな状況があり得るということを頭に入れておいてください。

本やテレビで紹介された医師は、その直後に行くとたいてい混んでいてひどく待たされます。病気の緊急性にもよりますが、少し期間をおいてから行くのがコツです。

私は医師選びにも相性が大事だと思っています。技術があり、人当たりがいい医師でもすべての人と相性がいいわけではありません。友だち選びほどの相性は必要ないかもしれませんが「話しやすい、話しにくい」「落ち着く、落ち着かない」などは患者さんが感じて選ぶしかありません。実際に、人から「あの先生、いいわよ」と紹介されたけれど自分には合わなかったという例はよくあります。

セカンドオピニオン、最近よく使われる言葉ですが、ほかの医師の意見を聞いてみることを指します。最初の医師の診断が納得できない場合だけでなく、自分の意見を整理するために別の医師の意見を聞いてみたいと思う人もいます。

子宮筋腫で手術が必要だといわれたけれどなんとか切らずにすませたい、ホルモン補充療法を受けたけれどあまり様子が変わらない、そんな気持ちの揺れを最初の医師にぶつけて、納得ができないときはセカンドオピニオンを求めるのも賛成です。不満が残るけれど医師は専門家だから任せよう、というよりはずっといいと思います。

セカンドオピニオンを求めて別の医師の診察を受けるときに大事なことは、それまでの経過をきちんと話すことです。「こういう検査をしましたが、こういう点が納得できなくて伺いました」と伝えて、どんな検査や治療をしたかを要領よく話せるように経過をまとめておくといいですね。

最初の医師にかかったときの検査データやそれまでの診察経過は文書にしてもらえます。「検査データをいただけますか」と依頼したときに怒った顔をする医師もいるかもしれませんが、もらうのは患者の権利です。この費用は「診療情報提供料」として社会保険から支払われ、患者も費用の一部を負担しています。ただ、これを作成するためには少し時間がかかりますから、ゆとりをもって依頼するように心がけてください。万が

一、医師から断られたら、二番目の医師に話して医師同士でやりとりしてもらう方法も選べます。

私のことをいうと、患者さんが納得して治療をするのがいちばんですから、「もし必要だったらいつでも別の病院へ行って来ていいですよ」と話します。データは患者さんのものですからそれも渡します。「納得できて戻ってきたければどうぞ」ともつけ加えます。

知り合いの若い女性の例ですが、こんなことがありました。結婚したばかりなのに乳がんが疑われるから手術をしたほうがいいといわれて、悩んで電話をかけてきたのです。一番目のその医師に「大事なことだからもう少し知りたい」とお願いしてデータを借り、セカンドオピニオンを求めました。二番目の医師は「がんとはいえないのではないか」という意見でした。最初の医師に話したら、「とんでもない。これががんでなくてなんですか」と怒りだしたそうです。知り合いの女性は当然ですが、判断がくだせなくて、私はもうひとり別の医師を紹介しました。サードオピニオンですね。そこではっきりがんでないと断言されて患者さんも納得したというわけです。アメリカでは、手術といわれた場合はサードオピニオンまで求めるのがあたりまえと聞きました。

更年期をテーマにした『メノポーズ革命』という本の著者である落合恵子さんは、四

八歳くらいのとき、体がかゆくて疲れやすく、何カ所か病院をまわったそうです。検査を受けたところ「とくに異常なし」。しかし症状は消えず、どの医師からも「そろそろ、ではないですか」といわれました。男の医師ばかりだったので、更年期という言葉も聞けなかったとか。その診断に納得できなかった落合さんは、本で調べて肝機能に問題があるのではないかと疑い、山ほど読んだ本の中から患者をトータルな人間としてみてくれそうな医師を選んで直接訪ねたそうです。診断の結果はまさしく肝臓病で適切な治療を受けてすぐに体調がよくなったといいます。

自分の体ですから、それくらいいとおしく思ってほしいですね。

ところで、次々と医師を訪ね回ることをドクターショッピングといいます。更年期についてのあるアンケートでは半数以上の人が二～五軒の病院を訪ねていました。ドクターショッピングは時間もお金も気力もかかることですから、むやみに行うのは感心しませんが、前向きなドクターショッピングは納得のいく医療を受けるための選択肢の一つといえます。

納得のいくいい医療を受けるためには診察される患者さんの態度も大事なことです。「医療の主役は患者さん」と思っていても中には迷惑な人もいます。大学病院や総合病

院では廊下にあふれるほど患者さんが待っているのが現状です。短い時間で中身の濃い診察をしようと努力している医師は多いのですから、患者さんのほうもいい患者さんになってもらいたいものです。

「説明をしてもらえない」と患者さんはよくいいますが、先回りして自分の聞きたいことだけ一方的に話し続けて医師に説明するすきを与えない人がいます。あるいは、びっしり書き込んであるメモを持参して、そのすべてをしゃべろうとする人もいます。月経の痛みを訴え、つらくて子供の世話ができないと話すうちに子供のことに話がすり替わってしまう人もいます。精神の不安定さが影響していることもあるので、そのへんは医師も見きわめなければならないのですが、こんな患者さんでは話は進みません。

婦人科を受診するときには、いいにくいことを話さなければいけないときもあります。性交時の痛みや尿失禁などはいいにくいことですが、それらを含めて話さないと医師は正しい診断ができない場合もあります。聞かれたときにはサラッといえるように練習をしておくといいかもしれません。

セカンドオピニオンを求めて来院したのに、これまでの治療経過を黙っているのも困った患者さんです。ホルモン補充療法をしていたのに勝手にやめてしまって、しかもそのことを話さないのでは医師は適切な診断ができません。

予約をしたときは時間を守るのがマナー。なにかの事情で診察を受けられなくなったら電話でキャンセルするのが常識です。場合によってはキャンセル料を払わなければいけないこともあります

婦人科での診察と検査

産婦人科というと妊娠・出産にもっとも関わりが深いところと考える人が多いでしょうが、実際には月経不順や更年期、不妊症など女性特有の病気から性の相談まで、女性の健康全般について診療・治療するのが産婦人科です。厳密にいうと、妊娠・出産を扱うのが産科で、婦人科は出産にたずさわらない、といえるのですが、妊娠のある時期までは婦人科でも扱うので、産婦人科となっていたり、産科・婦人科となっていたりします。

さて、病院で受診するとたいてい問診表を渡されます。診察がスムーズにできるようにできるだけわかりやすく書きましょう。診察室でもいろいろなことを尋ねられます。まず「今、困っている症状」です。「いつからその症状がありますか」と質問したとき、

「子どもの運動会の日に急に痛くなって」といった説明をする人がいますが、それは答えにはなっていません。「一週間前から」とか「何月何日から」とか具体的な数字をあげてください。「これまでの病歴」についても同じです。いつ、どんな病気になって、どんな治療をしたかを伝えます。

婦人科では、月経や出産・流産・中絶などの状況も話す必要があります。月経はいつ始まって、どんな周期で何日くらい続くか、月経にまつわるトラブルはあるのかないのか、妊娠は何歳のときで出産は順調だったのか、流産や中絶の経験はあるのかないのか。聞かれたらすぐに答えられるように、メモして持っていくといいでしょう。

基礎体温は一カ月まるまるつけていなくてもそれなりに参考になりますから、つけてある分だけでも持参してください。所定の記録用紙に記入してあれば医師は見やすいですね。数字だけを聞くと頭の中で組み立てなければいけませんが、グラフになっているとすぐに情報を読みとることができます。基礎体温用の用紙は薬局で売っています。

ちょっと心配で、かなり緊張するのが内診でしょう。内診は腟から中を検査することです。「内診があるから婦人科には行きたくない」という声をよく聞きますが、医師の側からいうと内診で実に多くのことがわかるのです。そのため、医師はどちらかという

と、内診はするものだと思っている傾向がありますが、婦人科を受診したすべての人に内診が必要とは限りません。内診を受けるのであれば、説明してもらって納得してから受けましょう。

内診を受けるときは下半身の下着をはずし、内診台に上がります。足を開いて足の裏を受け皿のような台に載せ、立てひざの姿勢で仰向けに寝ます。

内診は最初に外陰部の発育がちゃんとしているか、炎症を起こしていないかを見ます。これを視診と呼びます。若い女性の中には自分の外性器の形が異常ではないかと気にしている人がけっこういますが、正常な外性器でも形は千差万別、耳の形よりもっとさまざまです。

私は若い人の内診をするとき、ついでに性教育をすることがあります。「これが大陰唇、その内側にある引っ張ると伸びるのが小陰唇、これらが奥の大事なところをカバーしているのよ、小陰唇を広げると、おしっこの出口と膣口があるから清潔にしていないとすぐばい菌が入って膀胱炎を起こしやすいのよ。そしていちばん上にあるところがクリトリスといって性的に敏感なところですよ」というようにね。

視診がすんだら、膣の中に指を一本あるいは二本入れて内部の状態をみます。おなかの上にもう一方の手をのせて、子宮の形、大きさ、傾き具合、癒着の有無などを調べま

す。この方法を双合診と呼びます。内診はイコール双合診のことです。

どこかに痛みがあるかどうかも尋ねます。この触診で筋腫や内膜症の有無、卵巣の異常などがあるかどうかも大よそわかります。腟鏡を使った診察もします。腟鏡は、普段ペチャンコになっている腟腔を広げておくための金属の器具です。それだけ見るとちょっとこわい感じがしますが、大きさがいろいろあってその人に合うサイズのものを使いますから痛くはありません。おりものや細胞の採取もこのとき行います。腟腔を診察することによって、内部に炎症があるかどうかはもちろん、ホルモンの状態や月経周期のどの時期かを推測することもできます。子宮の入り口にドロッとしたきれいな分泌物があれば、排卵期が近いから避妊するのであれば気をつけるように、と話したりします。内診で妊娠もわかります。このように内診だけでも多くのことがわかるのです。

内診は少々気が重いことですが、痛くはありませんし、ほんの数分ですみますから、できるだけリラックスして短時間ですませましょう。足を充分広げて、大きく腹式呼吸をすると体の力が抜けて診察がやりやすくなります。

内診用のベッドにはウエストのあたりにカーテンがあります。閉めても閉めなくても内診には関係ないので、医師の顔を見ながら話したいのなら、その希望を伝えましょう。

本当は診察する医師のうしろにカーテンがあると通路を通る看護婦さんたちからは見えないのですが、そうなっていないところもまだ多いようです。内診台に上がって待たされることもあるでしょうが、そのときは横座りで待っているとかバスタオルを借りてかけておくとかなにかいい方法を考えましょう。なにかいわれたら、「こんなかっこうで待つのは恥かしい」とはっきりいっていいと思います。「まだかな、まだかな」と緊張して待ったあとでは体が固くなっていて内診もしにくいのですから……。

内診が予想されるときは脱ぎ着のしやすい服と着脱の楽な靴がおすすめです。パンツスタイルよりスカートのほうがいいでしょう。フレアなどのスカートなら内診台に上がって待つ間、下半身がむき出しにならないようにかけておけます。

病院は薄着で診察を受ける人に合わせているので、どこも室内の温度が高めです。夏はクーラーがきいている場合が多いので、上着は脱ぎ着のできるものがいいでしょう。

漢方では顔色や肌の荒れも重要な所見といいますが、それは婦人科の医師である私たちにとっても同じです。診察を受けるときは薄化粧できてください。

検査を受けるのはあまり気分のいいものではありません。検査の具体的なやり方や苦痛の度合いなどがわからない場合はなおさらです。前もって「次回は○○検査をします

から」と告げられると、それまでずっと不安に思う人もいます。そんなことにならないよう、どんな検査があるか理解しておきましょう。

◎尿検査

尿検査では妊娠しているかどうかがわかります。たんぱくや糖が出ているかどうか、膀胱炎のあるなしも調べられます。

胎盤の絨毛組織から分泌されるゴナドトロピンというホルモンが検出されれば妊娠です。薬局で売られている妊娠判定薬も同じ方法です。また、尿中に分泌されるホルモン量で分泌の状態や排卵の有無を知ることができ、不妊治療で、いつが妊娠しやすいかを調べる場合に有効です。膀胱炎も尿に菌がいるかどうかを調べることで診断します。

妊娠中は定期的に尿検査をして、たんぱくや糖が出ていないかを調べます。

◎血液検査

血液検査では貧血があるかないかがわかります。ホルモンの状態を知ることもできます。たとえば、下垂体から出ている卵胞刺激ホルモンが多くて、卵巣から出ているエストロゲンが少なければ更年期だと判断できます。ホルモンはきちんと働いているか、ち

ゃんと排卵しているかということも調べられます。ホルモンの働きが悪いから月経が不順なんだ、という判断ができるわけです。

エイズやヘルペスなどの性感染症は抗体検査をして診断します。

婦人科特有の検査ではありませんが、高コレステロール血症は血液中のコレステロール値で判定します。閉経後は高コレステロール血症のリスクが高くなります。

◎おりもの検査

私たちの口の中にはいつも唾液がありますが、おりものも同じです。まったくない女性はいないのですから、内診のときにちょっととってそれを顕微鏡で見たり、培養してから調べたりします。たとえばカビ（真菌）です。カビは私たちの消化管の中や腟の中にもともと住んでいるもので、普段はおとなしくしているのですが、抗生物質を飲んだことによって体の中の菌のバランスが変わったとき、いばって増えるカビがいます。そのカビが原因で腟に炎症を起こしているといったときに、おりものの培養検査で犯人を見つけられるわけです。トリコモナスやカンジダなどのＳＴＤもおりものから診断できます。

◎細胞検査でわかること

細胞検査はおもに子宮がんの検査に使われます。頸がん検査は腟鏡で腟腔を広げ、子宮頸部の細胞をとって調べます。患者さんにとって痛い検査ではありません。とった細胞は検査部門で時間をかけて調べるので、結果がわかるのには普通一週間くらいかかります。

細胞検査の結果はⅠ～Ⅴまでの段階にあてはめて出されます。実は子宮頸がんも進行の度合いによって0期からⅣ期までの五段階に分類されるので、検査結果と進行の五段階を混同してよけいな心配をしてしまう人がいます。

検査結果のⅠ～Ⅴは次のように細胞の変化の段階を表します。

Ⅰ　異常なし
Ⅱ　細胞に少し乱れが見られる
Ⅲａ　細胞に乱れがある
Ⅲｂ　細胞に乱れがあり、がんも疑われる
Ⅳ　がんの疑いが強い
Ⅴ　がんと診断できる

Ⅲｂといわれても、即がんというわけではありません。がんの疑いもあるため精密検査を受けましょう、ということです。膣炎を起こしているときにも細胞は乱れることがあります。

私はがん検査の結果を伝えるときは、これは細胞の乱れ方で表す段階分けで、がんの進行度とは違いますと説明しますが、中にはなにもいわずに「検査結果がⅢｂですからもう一度検査しましょう」という医師もいます。そんなときは「Ⅲｂというのはどういう意味でしょうか」と質問するといいですね。

最近はコルポスコープ（膣拡大鏡）といって頸部の組織を直接見ることができる検査器もあります。疑わしい部分を拡大して診察するものです。肉眼では認識できない頸部のただれや病変、初期のがんなどを見つけるのに役立ちます。この装置は細胞の活性を見るときにも使います。血液中にホルモンが正常にあっても膣の中でちゃんと働いていない場合もあるので、それを確認するのです。ホルモンが充分働いていると、いきいきとした細胞が見られるけれども、若くてもホルモンが足りない場合は明らかにホルモン不足な人相の細胞が見られます。

子宮体がんの検査は、子宮の内部に器具を入れて細胞や組織をとります。こちらは少し痛みを伴うこともあります。

◎超音波検査

超音波を体に当ててはね返ってくるエコーを画像にとらえて見る検査です。エコーというのは山びこのことで、つまり、はね返ってきたエコーの距離が濃淡になって画像として映し出されるのです。痛みや副作用はなく、患者さんにとって負担の少ない検査なので妊娠の判定や妊娠中に一般的に使われています。おなかに当てるものと膣の中に入れるものとの二種類があり、膣に入れるほうが子宮や卵巣に近いので、画像はきれいです。

この検査によって子宮や卵巣の様子がわかります。卵巣はウズラの卵みたいな形をしていますが、月経直後と排卵が近いときでは様子が違います。卵巣のなかにある卵胞は排卵直前には二㎝くらいになりますが、それも見ることができて排卵が近いということがわかるのです。

超音波検査は胎児の発育状態を見るのに使われるほか、子宮内膜症や子宮筋腫、卵巣がんの検査にも使われます。

もっと精密な検査が必要なときに使われるのがヒステロスコピー（子宮内視鏡）です。検査の方法は胃カメラと同じ原理です。子宮の中にカメラを入れて直接様子をみます。

出血の原因としてポリープがある、子宮筋腫が内側に出っ張っている、あるいは腫瘍があるなどということがわかります。胃カメラより細いものですから、痛みはほとんど感じません。

おわりに――医師の役割と患者さんの自己決定

私が所属している「性と健康を考える女性専門家の会」は、女性の健康やリプロダクションに関係する専門職の人たちによって、一九九七年に設立されました。女性がいきいきと元気に暮らせるようにサポートをしていきたいと考える医師（おもに産婦人科医）、助産婦、看護婦、保健婦、養護の先生、ジャーナリストといった人たちです。「女性専門家の会」とありますが、メンバーは女性の健康に関わっている方々で性別は問いません。この会は、専門家のもつ知識が必要な人たちに行きわたっていない、という大きな反省に基づいて発足しました。同様の考えから、急増する乳がんの予防のために組織として活発な啓発運動を始めた医師たちもいます。

女性の健康を支援することに関しては、日本の女性医療は欧米に比べて二〇～三〇年は遅れているといわれています。取り組まなければならない問題はたくさんありますが、ここ何年かで確実な変化が感じられ、女性医療の中に吹き始めた新しい風が、次第に広

がっているという手応えがあります。思春期外来や更年期外来を開設する病院が増え、町を歩くと「レディスクリニック」の看板も目につくようになりました。これまでは産婦人科の医師は妊娠・出産で忙しかったのですが、少子化でゆとりができたこともいい影響を与えているのでしょう。治療だけでなく女性の生涯の健康づくりを積極的にサポートしようとする施設もできてきました。女性の体の不調や悩みを相談しやすいところは確実に増えているといえます。

患者さんたちが声を出し始めたことも医療を変えている大きな理由です。日本の女性は、これまで更年期のつらさなども堪え忍ぶことが多かったので、対応が遅れていたのです。「これはおかしい、なんとかしよう」という女性たちの思いがサポートグループや更年期を考える会などにつながっています。

これからの医療では医師から患者さんへの一方通行の働きかけではなく、医師と患者さんがともに情報を共有し、話し合って最良の選択をしていくことが望ましいでしょう。そのような患者さん本位の医療にしていくためには、医師が正しい情報を確実に提供していくだけでなく、患者さん自身も主体的に積極的に医療に関わっていく必要があると思います。

産婦人科の診察室も変わってきています。小学生の姉妹が明るく月経の相談にくるこ

ともあるのです。近所の婦人科のクリニックに更年期の相談に行ったところ、若い人も高齢の人も、妊婦さんもそうでない人もいて、「居心地の悪さを感じなかった」と報告してくれた人もいます。

二一世紀は女性も男性と同じように働く時代になるでしょう。女性がゆとりをもって出産・子育てができるような、あるいは月経のトラブルや女性特有の病気と上手につきあって働き続けられるような医療サービスを充実させていかなければなりません。

二〇〇〇年一一月

堀口雅子

年
『男医にはわからないこと』松井律子　三五館　1997年
『ある夫婦のかたち―「もう一度」と考える妻たち』本岡典子　三五館　1996年
『ダイアナ・クライシス―惑いの季節、朱夏を生きる女たち』本岡典子　三五館　2000年
『女性のための女医さんガイド』堀口雅子監修　法研　2000年
『こんなとき、どうするの？―知りたくてもなかなか聞けない月経のすべて』ジェニファ・グラヴェル／カレン・グラヴェル　前田京子訳　飛鳥新社　1997年

女性の体と心について知るための本

『子宮内膜症』中山あゆみ　法研　1996年
『子宮内膜症』国府田きよ子　主婦の友社　1996年
『子宮筋腫』黒島淳子　主婦の友社　1996年
『尿もれ・尿失禁』中田真木　主婦の友社　1996年
『子宮ガン』上坊敏子　主婦の友社　1996年
『働く女のストレス症候群』池下育子　主婦の友社　1996年
『高齢出産』大鷹美子　主婦の友社　1996年
『不妊症』中村はるね　主婦の友社　1996年
『不妊症　これで安心』佐藤孝道　小学館　1998年
『沈黙の季節』ゲイル・シーヒ　樋口恵子訳　堀口雅子医療監修　飛鳥新社　1993年
『更年期』野末悦子　主婦の友社　1996年
『これで安心　更年期障害』堀口雅子監修　小学館　1996年
『私の更年期事情』樋口恵子編　旬報社　1998年
『更年期障害　気になる症状と治し方』堀口雅子　成美堂出版　1999年
『メノポーズ革命』落合恵子　文化出版局　1999年
『避妊の教科書』堀口貞夫・堀口雅子著　自由企画出版　1994年
『避妊』早乙女智子　主婦の友社　1996年
『The ピル』芦田みどり　法研　1999年
『からだにやさしいピルの本』北村邦夫　講談社　1999

☎045-231-1168（月〜金曜日　12時〜15時）

メノポーズを考える会　（更年期の相談やセミナーの開催）
〒160-0011　東京都新宿区若葉1-11
☎03-3351-8001（木曜日　10時30分〜16時30分）

日本アマラント協会　（ホルモン補充療法の推進と学習の会）
〒659-0025　兵庫県芦屋市浜町12-14
☎0797-22-5712（FAX のみ）

たんぽぽ　（子宮筋腫・内膜症体験者の会）
☎045-290-7820（金曜日　9 時〜12時）

日本子宮内膜症協会
〒165-0026　東京都中野区新井1-6-11　佐藤ビル201
☎03-3228-9960（月〜金曜日　午後）

日本家族計画協会　クリニック電話相談
ピルダイヤル
☎03-3267-7776（月〜金曜日　10時〜16時）
女性用コンドーム電話相談室
☎03-3269-7700（月〜金曜日　10時〜16時）
東京都・不妊ホットライン
☎03-3235-7455（火曜日　10時〜16時）

林知恵子　婦人科クリニックハヤシ
〒650-0004　兵庫県神戸市中央区中山手通4-11-22
☎078-221-8840

金重恵美子　岡山中央病院ウィミンズメディカルセンター
〒700-0017　岡山県岡山市伊島北町6-3
☎086-252-3224

河野美代子　河野産婦人科クリニック
〒730-0031　広島県広島市中区紙屋町2-2-25
☎082-242-1505

河野美香　徳島逓信病院産婦人科
〒770-0926　徳島県徳島市伊賀町3-19-2
☎088-623-8615

安日泰子　奥田産婦人科
〒852-8117　長崎県長崎市平野町11-9　☎095-844-0489

▶サポートグループ／協会

イデアフォー　(乳がん体験者のグループ)
〒112-0011　東京都文京区千石4-46-14　青山ビル301
☎03-3944-8198

ソレイユ　(乳がん体験者のグループ)
〒231-0064　神奈川県横浜市中区野毛町1-29

家坂清子　いえさか産婦人科医院
〒371-0024　群馬県前橋市表町2-9-2　☎027-224-1144

種部恭子　富山医科薬科大学附属病院産婦人科
〒930-0152　富山県富山市杉谷2630　☎076-434-7714

長池博子　長池産婦人科・長池女性健康相談所
〒980-0021　宮城県仙台市青葉区中央3-4-2
☎022-222-5251

村口喜代　村口きよ女性クリニック
〒983-0852　宮城県仙台市宮城野区榴ケ岡4-2-3　仙台森ビル２Ｆ　☎022-292-0166

甲村弘子　大阪警察病院産婦人科
〒543-8502　大阪府大阪市天王寺区北山町10-31
☎06-6771-6051

福本由美子　松原徳州会病院婦人科
〒580-0032　大阪府松原市天美東7-13-26
☎0723-34-3400

木内千暁　パルモア病院
〒650-0012　兵庫県神戸市中央区北長狭通4-7-20
☎078-321-6000

大川玲子　国立千葉病院産婦人科
〒260-0042　千葉県千葉市中央区椿森4-1-2
☎043-251-5311

河原よし子　河原医院
〒279-0012　千葉県浦安市入船4-3-5　☎047-355-7667

定月みゆき　帝京大学医学部附属市原病院産婦人科
〒299-0111　千葉県市原市姉崎3426-3　☎0436-62-1211

今井理恵　港町診療所婦人科
〒221-0056　神奈川県横浜市神奈川区金港町7-6
☎045-453-3673

上坊敏子　北里大学病院産婦人科
〒228-0829　神奈川県相模原市北里1-15-1
☎042-778-8414

野末悦子　コスモス女性クリニック
〒211-0051　神奈川県川崎市中原区宮内1-8-3　ハウズクリニック４Ｆ　☎044-751-0710

伊野田法子　大草レディスクリニック
〒329-1311　栃木県塩谷郡氏家町氏家2190-5
☎028-682-3000

〒173-0004　東京都板橋区板橋1-41-14
☎03-3963-0551

間壁さよ子　神田第二クリニック
〒106-0031　東京都港区西麻布3-20-14　梅田ビル２Ｆ
☎03-3402-0654

松峯寿美・佐藤美枝子　東峯婦人クリニック
〒135-0042　東京都江東区木場5-3-10　☎03-3630-0303

丸本百合子　百合レディスクリニック
〒136-0071　東京都江東区亀戸4-18-4　亀戸メディカルビル５Ｆ　☎03-5627-3811

村崎芙蓉子　女性成人病クリニック
〒104-0061　東京都中央区銀座6-11-14　アセンド銀座ビル３階　☎03-3573-1008

森田良子　森田レディスクリニック
〒153-0061　東京都目黒区中目黒1-1-18　イーストヒル２Ｆ　☎03-3760-0256

安江育代　安江レディースクリニック
〒103-0024　東京都中央区日本橋小舟町15-15　ルネ小舟町ビル４Ｆ　☎03-3667-0085

対馬ルリ子　都立墨東病院産婦人科
〒130-8575　東京都墨田区江東橋4-23-15
☎03-3633-6151

堂園凉子　インターナショナル・メディカル・クロッシング・オフィス
〒106-0047　東京都港区南麻布4-2-29-401
☎03-3443-4823

中田真木　東京警察病院産婦人科
〒102-0071　東京都千代田区富士見2-10-41
☎03-3263-1371

中村はるね　はるねクリニック銀座
〒104-0061　東京都中央区銀座1-5-8　ウィローアベニュービル６Ｆ　☎03-5250-6850

中村理英子　中村クリニック
〒155-0031　東京都世田谷区北沢2-2-7　NF ビル４Ｆ
☎03-3421-5296

堀口貞夫　中林病院
〒131-0032　東京都墨田区東向島3-29-9
☎03-3614-4641

堀口文　荘病院

〒104-0061　東京都中央区銀座6-14-2　銀座野田ビル４Ｆ　☎03-3545-4300

早乙女智子　NTT 東日本関東病院産婦人科
〒141-0022　東京都品川区東五反田5-9-22
☎03-3448-6111

相良恭子　相良レディスクリニック
〒141-0021　東京都品川区上大崎3-14-35　山手ビル１Ｆ　☎03-5793-1400

佐々木静子　まつしま産婦人科・小児科病院
〒132-0031　東京都江戸川区松島1-41-29
☎03-3653-5541

清水幸子　昭和大学病院産婦人科
〒142-0064　東京都品川区旗の台1-5-8
☎03-3784-8550

横尾郁子・塩田恭子・酒見智子　虎の門病院産婦人科
〒105-0001　東京都港区虎ノ門2-2-2　☎03-3588-1111

田中和子　田中レディスクリニック
〒164-0011　東京都中野区中央2-2-26　AMNY 坂上２Ｆ
☎03-3366-3313

〒152-0001　東京都目黒区中央町1-8-15　アパートメントイノウ1F　☎03-3760-0810

岩本絹子　葛西産婦人科
〒134-0084　東京都江戸川区東葛西6-8-6
☎03-3686-0311

大鷹美子　NTT 東日本関東病院
〒141-0022　東京都品川区東五反田5-9-22
☎03-3448-6111

加藤季子　愛育病院婦人科、産婦人科
〒106-0047　東京都港区南麻布5-6-8　☎03-3473-8321

加藤季子　主婦会館クリニック
〒102-0085　東京都千代田区六番町15　主婦会館　プラザエフ内　☎03-3265-8110

木戸道子　東京大学医学部附属病院分院産婦人科
〒112-0015　東京都文京区目白台3-28-6
☎03-3943-1151

国府田きよ子　東京日立病院産婦人科
〒113-0034　東京都文京区湯島3-5-7　☎03-3831-2181

小山嵩夫　小山嵩夫クリニック

付　　　録

推薦できる医師とサポートグループ

▶堀口雅子医師の診察が受けられる病院、クリニック

虎の門病院産婦人科
〒105-0001　東京都港区虎ノ門2-2-2　☎03-3588-1111

女性成人病クリニック
〒104-0061　東京都中央区銀座6-11-14　アセンド銀座ビル3階　☎03-3573-1008

主婦会館クリニック
〒102-0085　東京都千代田区六番町15　主婦会館　プラザエフ内　☎03-3265-8110

▶更年期の治療、STD、避妊の相談を受けられる産婦人科医

池下育子　池下レディースクリニック銀座
〒104-0061　東京都中央区銀座2-8-4　泰明ビル2F
☎03-3562-1950

稲生有佳子　イノウユキコ婦人クリニック

この作品は新潮ＯＨ！文庫に書下ろされたものです。

新潮OH!文庫◯最新刊

21世紀の学校はこうなる
寺脇 研

教育は変る。いじめ、学級崩壊、学力低下——21世紀を生き抜く子どもを育てるため、平成の教育改革に取り組む現役文部官僚からの渾身のメッセージ。

35歳からの女のからだノート
堀口雅子

女のからだをコントロールするホルモンは、35歳から減っていく。やがて更年期を迎えるあなたの心とからだに起こる変化とトラブルには、こう対処しよう。

これは役立つ まるごとニッポンなんでもランキング
週刊ダイヤモンド編集部 編

コンビニが多い都市は？ 無駄づかいが少ない県って？ 社長が若い企業ってどこ？ 国内経済からベストセラーまで、ニッポンの今をまるごとランキング！

新潮
OH!文庫　068

D1856176

35歳からの女のからだノート

監修　堀口雅子
構成　玉田圭永子

2001年1月10日発行

発行者　佐藤隆信
発行所　株式会社 新潮社
郵便番号　162-8711
東京都新宿区矢来町71
電話　編集部（03）3266-5440
読者係（03）3266-5111
印　刷　二光印刷株式会社
製　本　株式会社植木製本所

ISBN4-10-290068-3　C0147